Bianca Krafczyk Volker Briese Manfred Voigt

Adipositas und Schwangerschaft

Mütterliche und kindliche Risiken

Cuvillier Verlag Göttingen
Internationaler wissenschaftlicher Fachverlag

Bibliografische Information der Deutschen Nationalbibliothek
Die Deutsche Nationalbibliothek verzeichnet diese Publikation in der Deutschen Nationalbibliografie; detaillierte bibliografische Daten sind im Internet über http://dnb.d-nb.de abrufbar.

1. Aufl. - Göttingen : Cuvillier, 2010

978-3-86955-320-7

Nonnenstieg 8, 37075 Göttingen
Telefon: 0551-54724-0
Telefax: 0551-54724-21
www.cuvillier.de

1. Auflage, 2010
Gedruckt auf säurefreiem Papier

978-3-86955-320-7

Vorwort

Die Thematik „Adipositas und Schwangerschaft“ stellt ein gesellschaftspolitisches Problem dar. Dabei übernimmt die Schwangerschaft im Generationentransfer der Adipositas und des metabolischen Syndroms eine tragende Rolle. Vorgänge der fetalen Programmierung, epigenetische Prägung, führen zur erhöhten Prävalenz dieser Erkrankungen in der Adoleszenz und im Erwachsenenalter. Folgt man der WHO-Statistik, so sind 20,4% der Bevölkerung in den Industrienationen adipös. In Deutschland sind etwa 50% aller Frauen übergewichtig.

Insbesondere die morbide Adipositas stellt einen unabhängigen Risikofaktor für Geburts- und neonatale Risiken dar. Bei einem Body Mass Index (BMI) $\geq$ 40 sind Komplikatioen, wie Präeklampsie, Gestationsdiabetes, drohende fetale Hypoxie, fetale Makrosomie sowie neonatale Infektionen und Hyperbilirubinämie von Bedeutung. Um klinisch relevante Risikoprofile für die Problematik Adipositas und Schwangerschaft aufzeigen zu können, bedarf es sowohl retrospektiver epidemiologischer als auch prospektiver Mutter (Eltern)-Kind-Analysen. Sehr wichtig erscheint uns der Hinweis, dass die Adipositas als Indikation für ein Frühscreening auf Gestationsdiabetes nach 12 – 16 Schwangerschaftwochen gilt. Ein weiterer Schwerpunkt ist die präkonzeptionelle Beratung. Hierbei ist die Folsäureprävention von Fehlbildungen eingeschlossen.

Vorliegend ermittelten wir anhand einer retrospektiven Kohortenstudie, resultierend aus 8 Bundesländern der deutschen Perinatalerhebung der Jahre 1998 – 2000, die Schwangerschafts- und Geburtsrisiken sowie die Somatometrie der Neugeborenen bei mütterlicher Adipositas.
Welche Empfehlungen sind gegenwärtig für die präkonzeptionelle- und Schwangerenberatung abzuleiten? Gelingt es der Präventivmedizin, die Generationen übergreifende Adipositas – Spirale zu durchbrechen?

Rostock, den 16.4.2010

Dr. Bianca Krafczyk
Prof. Dr. Volker Briese
PD Dr. Manfred Voigt

Autoren

Dr. Bianca Krafczyk
23730 Neustadt in Holstein
Kiekebusch 46

Prof. Dr. Volker Briese
Universitätsfrauenklinik im Klinikum Südstadt
Südring 81
18059 Rostock
volker.briese@med.uni-rostock.de
Tel. 0381 4401 8453/4525
Fax 0381 4401 4596

PD Dr. Manfred Voigt
Institut für Perinatale Auxologie am
Klinikum Südstadt
Südring 81
18059 Rostock

Inhalt

aOR	adjusted odds ratio
BMI	Body-Mass-Index
GDM	gestational diabetes mellitus
HES	hypertensive Schwangerschaftserkrankungen
IUGR	intrauterine growth retardation
LBW	low birth weight
LGA	large for gestational age
MLR	multivariate logistische Regressionsanalyse
oGTT	oraler Glukosetoleranz-Test
OR	odds ratio
p.n.	post natum
PBE	Perinatologischer Basis-Erhebungsbogen
SGA	small for gestational age
SIH	schwangerschaftsinduzierte Hypertonie/Gestationshypertonie
SSW	Schwangerschaftswoche
WHO	World Health Organization

Definitionen

Abort (Fehlgeburt)	s.u. 13. Verordnung zur Ausführung des Personenstandsgesetzes, § 29
Adipositas	BMI ≥ 30,00 kg/m²
Body-Mass-Index (BMI; kg/m²)	Körpergewicht (in kg) dividiert durch das Quadrat der Körperhöhe (in cm)
Eutroph	Geburtsgewicht 10. – 90. Perzentile, bezogen auf das Gestationsalter
Extreme/extrem ausgeprägte Adipositas	BMI ≥ 40,00 kg/m²
Frühgeborenes	Gestationsalter ≤ 36 vollendete SSW
Hypertroph(ie)	Geburtsgewicht > 90. Perzentile, bezogen auf das Gestationsalter (s. ***Makrosom(ie)***)
Hypotroph(ie)	Geburtsgewicht < 10. Perzentile, bezogen auf das Gestationsalter
Intrauterine Wachstumsretardierung (IUGR)	Geburtsgewicht u.a. Körpermaße < 10. Perzentile, bezogen auf das Gestationsalter
Large for gestational age (LGA)	Geburtsgewicht u.a. Körpermaße > 90. Perzentile, bezogen auf das Gestationsalter
Lebendgeborenes	s.u. 13. Verordnung zur Ausführung des Personenstandsgesetzes, § 29
Low birth weight (LBW)	Geburtsgewicht ≤ 2499 g
Mäßig ausgeprägte Adipositas	BMI 30,00 – 34,99 kg/m²
Mäßig frühes Frühgeborenes	Gestationsalter 32 – 36 vollendete SSW
Makrosom(ie)	Geburtsgewicht > 90. Perzentile, bezogen auf das Gestationsalter (s. ***Hypertroph(ie)***) oder Geburtsgewicht ≥ 4000 (4500) g
Multiparität	≥ 3 Geburten
Neonatale Mortalität (‰)	In den ersten 28 Lebenstagen Gestorbene auf 1.000 Lebendgeborene
Niedriges Geburtsgewicht (LBW)	Geburtsgewicht ≤ 2499 g
Normalgewicht	18,50 ≤ BMI ≤ 24,99 kg/m²

Odds ratio (OR)	Maß für das relative Risiko (Vertrauensbereich 95% bzw. 99%)
Perinatale Mortalität (‰)	Totgeborene und in den ersten 7 Lebenstagen Gestorbene auf 1.000 Geborene (Lebend- und Totgeborene)
Perinataler Tod	intrauteriner Tod mit ≥ 22 vollendeten SSW oder mehr als 500 g Gewicht oder Tod in den ersten 7 Lebenstagen
Sehr frühes Frühgeborenes	Gestationsalter ≤ 31 vollendete SSW
Small for gestational age (SGA)	Geburtsgewicht u.a. Körpermaße < 10. Perzentile, bezogen auf das Gestationsalter
Später fetaler Tod	intrauteriner Tod mit ≥ 28 vollendeten SSW
Stark ausgeprägte Adipositas	BMI 35,00 – 39,99 kg/m²
Termingeborenes	Gestationsalter 37 – 41 vollendete SSW
Totgeburt	s.u. 13. Verordnung zur Ausführung des Personenstandsgesetzes, § 29
Übergewicht	25,00 ≤ BMI < 30,00 kg/m²
Untergewicht	BMI < 18,50 kg/m²

13. Verordnung zur Ausführung des Personenstandsgesetzes, § 29 vom 24. 03. 1994

1. Eine ***Lebendgeburt*** liegt vor, wenn bei einem Kinde nach der Scheidung vom Mutterleib entweder das Herz geschlagen oder die Nabelschnur pulsiert oder die natürliche Lungenatmung eingesetzt hat.

2. Hat sich keines der in Abs. 1 genannten Merkmale des Lebens gezeigt, beträgt das Gewicht der Leibesfrucht jedoch mindestens 500 Gramm, so gilt sie … als ein ***totgeborenes oder in der Geburt verstorbenes Kind***.

3. Hat sich keines der in Abs. 1 genannten Merkmale des Lebens gezeigt und beträgt das Gewicht der Leibesfrucht weniger als 500 Gramm, so ist die Frucht eine ***Fehlgeburt*** …

1 Einleitung und Zielstellung

Die Adipositas ist ein gravierendes Gesundheitsproblem, das nicht nur die entwickelten Länder wie Deutschland, sondern neuerdings auch viele Entwicklungsländer angeht. Bei den Erwachsenen hat sie bereits epidemischen Charakter angenommen (WORLD HEALTH ORGANIZATION 2000, JAMES *et al.* 2001) und wird daher seitens der WHO als eine besonders starke, globale Bedrohung für die menschliche Gesundheit eingeschätzt.

Zur Klassifikation von Übergewicht und Adipositas wird gewöhnlich der Körpermasse-Index (Body-Mass-Index, BMI) verwendet, da er der beste, international bewährte, indirekte Indikator für die Gesamtkörperfettmasse ist. Der BMI errechnet sich aus der Formel: Körpergewicht (in kg) dividiert durch das Quadrat der Körperhöhe (in cm); folglich ist seine Einheit kg/m². In Übereinstimmung mit den Empfehlungen der WORLD HEALTH ORGANIZATION (2000) lassen sich bei Erwachsenen fünf BMI-Kategorien (Angaben in kg/m²) wie folgt unterscheiden:

- Untergewicht: BMI < 18,5
- Normalgewicht: 18,5 ≤ BMI < 25
- Übergewicht: 25 ≤ BMI < 30
- Adipositas: ≤ 30 BMI < 40
- Extreme Adipositas: BMI ≥ 40

Bei Kindern und Jugendlichen kann die Klassifikation mithilfe geschlechtsspezifischer Altersperzentilen für den BMI (KROMEYER-HAUSCHILD *et al.* 2001, WABITSCH UND KUNZE 2001/2006) erfolgen.

Neuerdings hat sich gezeigt, dass der Taillenumfang und das Taillen-Hüft-Verhältnis nützliche Alternativen des BMI zur Bestimmung der Adipositas, speziell der vorwiegend abdominalen (viszeralen) Adipositas sind (KESSNER 2005, DEUTSCHE ADIPOSITAS-GESELLSCHAFT (DAG) u.a. 2006, BALKAU *et al.* 2007, SUN *et al.* 2008).

In den vergangenen Jahrzehnten, vornehmlich seit Mitte der 80er-Jahre stieg die Prävalenz der Adipositas in Europa und weltweit stark an (EHRSAM *et al.* 2004, HELMERT UND STRUBE 2004, LOBSTEIN *et al.* 2005), insbesondere in den USA (FLEGAL *et al.* 1998, 2002, MOKDAD *et al.* 1999, OGDEN *et al.* 2006). Bereits bei Kindern und Jugendlichen setzte ein ansteigender Trend ein (KROMEYER-HAUSCHILD *et al.* 1999, EBBELING *et al.* 2002, KALIES *et al.* 2002, KOLETZKO *et al.* 2002, OGDEN *et al.* 2002, WANG *et al.* 2002, FRYE UND HEINRICH 2003, LISSAU *et al.* 2004).

Aus den Untersuchungen von OGDEN *et al.* (2006), denen Daten des National Health and Nutrition Examination Surveys (NHANES) der USA der Jahre 2003 – 2004 zugrunde lagen, ging hervor, dass 32,2% der Erwachsenen im Alter ab 20 Jahre adipös (BMI ≥ 30 kg/m²) waren. 17,1% der 2 – 19 Jahre alten Kinder und Jugendlichen waren übergewichtig (≥ 95. Perzentile des geschlechts- und altersspezifischen BMI). Gegenüber den Jahren 1999 – 2000 (FLEGAL *et al.* 2002) stieg die Prävalenz des Übergewichts signifikant von 13,8% auf 16,0% bei den weiblichen und von 14,0% auf 18,2% bei den männlichen Kindern und Jugendlichen an. Bei den Männern nahm die Prävalenz der Adipositas im gleichen Zeitraum signifikant von 27,5% auf 31,1% zu, wohingegen sie bei den Frauen nicht weiter anstieg (1999 – 2000: 33,4%; 2003 – 2004: 33,2%). Die Prävalenz der extrem ausgeprägten Adipositas (BMI ≥ 40 kg/m²) betrug in den Jahren 2003 – 2004 bei den Frauen 6,9% und bei den Männern 2,8%. Gemäß HEALTH SURVEY FOR ENGLAND 2004 (2005) ergab sich zwischen 1993 und 2004 eine stetige Zunahme der Adipositasprävalenz von 16,4% auf 23,8% bei den Frauen und von 13,2% auf 23,6% bei den Männern. In Deutschland sind derzeit etwa 50% der Frauen und 70% der Männer übergewichtig oder adipös (MENSINK *et al.* 2005), die Kinder je nach Alter und Region immerhin schon zu 20% – 33% (MÜLLER *et al.* 2006).

Die Adipositas stellt eine der zentralen Herausforderungen der modernen Medizin dar (HEBEBRAND *et al.* 2004). Dies gilt namentlich für die Geburtsmedizin; denn die ansteigende Prävalenz des Übergewichts und der Adipositas betrifft auch die Frauen im gebärfähigen Alter. In den USA verdreifachte sich die Adipositasprävalenz bei den Frauen im Alter von 20 – 39 Jahre von 9% in den Jahren 1960 – 1962 auf 28% in den Jahren 1999 – 2000 (FLEGAL *et al.* 2002). Nach einer auf 36.821 Schwangeren basierenden britischen Studie (HESLEHURST *et al.* 2007) erhöhte sich im Zeitraum von 1990 – 2004 der Anteil der Frauen mit Adipositas zu Beginn der Schwangerschaft signifikant ($p < 0,01$) von 9,9% auf 16,0% und wird bei anhaltendem Trend im Jahre 2010 auf 22% anwachsen. Über einen ähnlichen ansteigenden Trend für die Prävalenz der maternalen Adipositas wurde neben den USA aus europäischen Ländern und Kanada berichtet (CNATTINGIUS *et al.* 1998, LU *et al.* 2001, SURKAN *et al.* 2004, KANAGALINGAM *et al.* 2005, YEH UND SHELTON 2005, RAATIKAINEN *et al.* 2006).

Die schwangerschaftsassoziierte Adipositas steigert maternale und fetale/neonatale Risiken für Morbidität und Mortalität (GROSS *et al.* 1980, CASTRO UND AVINA 2002, DIETL 2005, CATALANO UND EHRENBERG 2006, YU *et al.* 2006). Neben thromboembolischen, respiratorischen und infektiösen Komplikationen werden vornehmlich die schwangerschaftsinduzierte Hypertonie (SIH), die Präeklampsie/Eklampsie und der Schwangerschaftsdiabetes (GDM), die Kaiserschnittrate, neonatale Anpassungsstörungen, angeborene Fehlbildungen, die Frühgeburtlichkeit und die fetale/neonatale Makrosomie sowie die Totgeburtenrate durch die Adipositas begünstigt bzw. erhöht. Darüber hinaus ist mit Folgeerkrankungen (chronische Hypertonie, Typ-2-Diabetes, metabolisches Syndrom mit konsekutiven kardio- und zerebrovaskulären Erkrankungen) zu rechnen, die wiederum nachfolgende Schwangerschaften belasten.

KUNZE (2008) und VOIGT *et al.* (2008) waren in Untersuchungen, die auf der Grundlage von Perinataldaten der Jahre 1998 – 2000 aus 8 deutschen Bundesländern erfolgten, zunächst der Frage nachgegangen, inwiefern es Beziehungen zwischen dem maternalen Übergewicht bzw. der Adipositas zu Beginn der Schwangerschaft und schwangerschaftsassoziierten maternalen Erkrankungen gibt. Dabei erwies sich ein hoher BMI als relevanter Risikofaktor für bestimmte präkonzeptionelle Krankheiten (chronische Hypertonie, Diabetes mellitus) und schwangerschaftsspezifische maternale Erkrankungen (SIH, Präeklampsie/Eklampsie, GDM) sowie deren charakteristische Symptome (Hypertonie als Symptom, pathologische Proteinurie und mittelgradige bis schwere Ödeme).

Die vorliegende Arbeit hat das Ziel zu klären, ob und inwieweit statistisch gesicherte Zusammenhänge zwischen einer zu Beginn der Schwangerschaft vorliegenden Adipositas (≥ 30,00 kg/m^2) und Risiken für die werdende Mutter und das sich in utero entwickelnde Kind bestehen. Dabei ist auch zu prüfen, in welchem Maße sich die maternale Adipositas auf die somatische Neugeborenenklassifikation auswirkt. Darüber hinaus ist mithilfe einer zusätzlichen Kategorisierung des BMI zu ergründen, ob die maternalen und fetalen/neonatalen Risiken der Adipositas mit steigendem BMI zunehmen. Weiterhin gilt es abzuschätzen, ob potenzielle maternale Einflussgrößen für den BMI, wie Gebäralter, Parität, Tätigkeit (Sozialstatus), Rauchverhalten und Gewichtszunahme in der Schwangerschaft, die Adipositas und damit auch deren Risiken verstärken können. Mit einer maternalen Adipositas verbundene Geburtsrisiken sind Gegenstand von detaillierten Untersuchungen im Rahmen einer anderen Arbeit.

Für die retrospektive Studie steht ein ca. 500.000 Schwangere mit einer Einlingsgeburt umfassendes Datengut zur Verfügung, das sich von der in den Jahren 1998 – 2000 durchgeführten deutschen Perinatalerhebung ableitet.

2 Patientengut und Datenanalyse

2.1 Patientengut

Das Datenmaterial entstammt der im Zeitraum von 1998 – 2000 einheitlich durchgeführten deutschen Perinatalerhebung. An der Auswertung beteiligten sich acht Bundesländer mit n = 508.926 Einlingsschwangerschaften (Tab. 1).

Tab. 1 An der Auswertung beteiligte Bundesländer mit Fallzahlen

Bundesland	*Fallzahl (n)*
Bayern	108.727
Brandenburg	44.890
Hamburg	32.035
Mecklenburg-Vorpommern	35.664
Niedersachsen	144.542
Sachsen	59.791
Sachsen-Anhalt	51.923
Thüringen	31.354
gesamt	**508.926**

Von den 499.267 Schwangeren, deren BMI berechnet werden konnte, standen 371.654 für die geplanten statistischen Analysen zur Verfügung. Dabei wurden 320.148 normalgewichtigen (Vergleichsgruppe; BMI 18,50 – 24,99 kg/m²) insgesamt 51.506 adipöse Schwangere (BMI ≥ 30,00 kg/m²) gegenübergestellt, die sich wie folgt auf 3 Kategorien mit unterschiedlichem BMI verteilen (Abb. 1):

- Adipositasgruppe 1 (mäßig ausgeprägte Adipositas): BMI 30,00 – 34,99 kg/m²
- Adipositasgruppe 2 (stark ausgeprägte Adipositas): BMI 35,00 – 39,99 kg/m²
- Adipositasgruppe 3 (extrem ausgeprägte Adipositas): BMI ≥ 40,00 kg/m²

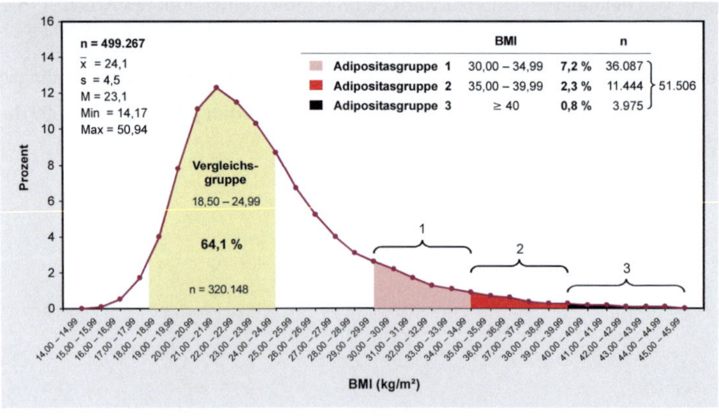

Abb. 1 Verteilung der Schwangeren nach dem Body-Mass-Index (BMI)

Zur Erstuntersuchung mit Messung von Körpergewicht und -höhe stellten sich die Schwangeren im Allgemeinen zwischen der 6. und 10. SSW vor. Übergewichtige (BMI 25,00 – 29,99 kg/m^2; n = 107.789) und untergewichtige Schwangere (BMI < 18,5 kg/m^2; n = 19.824) wurden nicht in die Studie einbezogen.

Die Erhebung der Perinataldaten erfolgte mithilfe des Perinatologischen Basis-Erhebungsbogens (PBE) der Bundesrepublik Deutschland. Die perinatologischen Arbeitsgruppen der Ärztekammern der angeführten Bundesländer hatten Herrn PD Dr. Dr. rer. med. M. Voigt vom Deutschen Zentrum für Wachstum, Entwicklung und Gesundheitsförderung, Berlin, die Daten von wesentlichen Merkmalen zur Verfügung gestellt. Mittels dieser anonymisierten Daten wurde eine zentrale Datenbank erstellt. Nachfolgende Parameter wurden für die vorliegenden Untersuchungen verwendet:

Maternale Parameter

- Körpergewicht bei der Erstuntersuchung (kg)
- Körperhöhe bei der Erstuntersuchung (cm)
- Alter bei der Geburt (Jahre)
- Anzahl an vorausgegangenen Lebendgeburten
- Anzahl an vorausgegangenen Aborten
- Anzahl an vorausgegangenen Totgeburten
- Tätigkeit (lt. Schlüssel)
- Durchschnittlicher Zigarettenkonsum pro Tag (nach Bekanntwerden der Schwangerschaft)
- Gewichtszunahme in der Schwangerschaft (kg)
- Schwangerschaftsdauer (vollendete SSW)

Neonatale Parameter

- Geburtsgewicht (g)
- Geburtslänge (cm)
- Kopfumfang bei der Geburt (cm)
- Längenbezogenes Geburtsgewicht (g/cm)
- Apgar-Werte 1', 5' und 10' p.n.

Außerdem wurden in den Katalogen A – C des PBE (Tab. 2 und Tab. 3) verschlüsselte Merkmale herangezogen, wobei Mehrfachnennungen möglich waren. Dabei handelt es sich

- um anamnestische Befunde einschließlich der Adipositas (Katalog A) bzw. um schwangerschaftsassoziierte Erkrankungen und Symptome (Katalog B) (= Schwangerschaftsrisiken) sowie
- um Geburtsrisiken (Katalog C)

Tab 2 Kataloge A und B des Perinatologischen Basis- Erhebungsbogens (PBE)

Kenn-ziffer	Anamnese und allgemeine Befunde lt. Katalog A (1. 2. 3. 4. 5. 6. 7. 8. 9.)	ICD9-Ziffer
01	**Familiäre Belastung** (Diabetes, Hypertonie, Missbildungen, genet. Krankheiten, psych. Krankheiten)	
02	**Frühere eigene schwere Erkrankungen** (z.B. Herz, Lunge, Leber, Nieren, ZNS, Psyche)	
03	**Blutungs- / Thromboseneigung**	
04	**Allergie**	
05	**Frühere Bluttransfusionen**	
06	**Besondere psychische Belastung (z.B. familiäre oder berufliche)**	**(648.4)**
07	**Besondere soziale Belastung (Integrationsprobleme, wirtsch. Probleme)**	**(648.9)**
08	**Rhesus-Inkompatibilität (bei vorausgeg. Schwangerschaften)**	**(656.1)**
09	**Diabetes mellitus**	**(648.0)**
10	**Adipositas**	
11	**Kleinwuchs**	
12	**Skelettanomalien**	
13	**Schwangere unter 18 Jahren**	
14	**Schwangere über 35 Jahre**	**(659.-)**
15	**Vielgebärende (mehr als 4 Kinder)**	
16	**Zustand nach Sterilitätsbehandlung**	
17	**Zustand nach Frühgeburt (vor Ende der 37. SSW)**	
18	**Zustand nach Mangelgeburt**	
19	**Zustand nach 2 oder mehr Aborten / Abbrüchen**	
20	**Totes / geschädigtes Kind in der Anamnese**	
21	**Komplikationen bei vorausgegangenen Entbindungen**	
22	**Komplikationen post partum**	
23	**Zustand nach Sectio**	**(654.2)**
24	**Zustand nach anderen Uterusoperationen**	**(654.2)**
25	**Rasche Schwangerschaftsfolge (weniger als 1 Jahr)**	
26	**Andere Besonderheiten**	
	Besondere Befunde im Schwangerschaftsverlauf lt. Katalog B	
27	**Behandlungsbedürftige Allgemeinerkrankungen**	**(648.-)**
28	**Dauermedikation**	
29	**Abusus**	**(648.-)**
30	**Besondere psychische Belastung**	**(648.4)**
31	**Besondere soziale Belastung**	**(648.9)**
32	**Blutungen vor der 28. SSW**	**(640.-)**
33	**Blutungen nach der 28. SSW**	**(641.-)**
34	**Placenta praevia**	**(641.-)**
35	**Mehrlingsschwangerschaft**	**(651.-)**
36	**Hydramnion**	**(657)**
37	**Oligohydramnie**	**(658.0)**
38	**Terminunklarheit**	**(646.9)**
39	**Plazenta-Insuffizienz**	**(656.5)**
40	**Isthmozervikale Insuffizienz**	**(654.5)**
41	**Vorzeitige Wehentätigkeit**	**(644.-)**
42	**Anämie**	**(648.2)**
43	**Harnwegsinfektion**	**(646.6)**
44	**Indirekter Coombstest positiv**	**(656.1)**
45	**Risiko aus anderen serologischen Befunden**	
46	**Hypertonie (Blutdruck über 140/90)**	**(642.-)**
47	**Eiweißausscheidung über 1‰ (entsprechend 1000 mg/l) oder mehr**	**(646.2)**
48	**Mittelgradige – schwere Oedeme**	**(646.1)**
49	**Hypotonie**	**(669.2)**
50	**Gestationsdiabetes**	**(648.0)**
51	**Lageanomalie**	**(652.-)**
52	**Andere Besonderheiten**	**(646.9)**

Tab. 3 Katalog C des Perinatologischen Basis- Erhebungsbogens (PBE)

Indikationen zur Geburtseinleitung und operativen Entbindung, Geburtsrisiken lt. Katalog C		
Kenn-ziffer	1. 2. 3. 4. 5.	*ICD9-Ziffer*
60	Vorzeitiger Blasensprung	(658.1)
61	Überschreitung des Termins	(645)
62	Missbildung, intrauteriner Fruchttod	(655/656.4)
63	Frühgeburt	(644.1)
64	Mehrlingsschwangerschaft	(651.-)
65	Plazentainsuffizienz (Verdacht auf)	(656.5)
66	Gestose/Eklampsie	(642.5)
67	RH-Inkompatibilität	(656.1)
68	Diabetes mellitus	(648.0)
69	Zustand nach Sectio oder anderen Uterusoperationen	(654.2)
70	Placenta praevia	(641.-)
71	Vorzeitige Plazentalösung	(641.2)
72	Sonstige uterine Blutungen	(641.9)
73	Amnion-Infektionssyndrom (Verdacht auf)	(658.4)
74	Fieber unter der Geburt	(659.2)
75	Mütterliche Erkrankung	(648.-)
76	Mangelnde Kooperation der Mutter	
77	Pathologisches CTG oder auskultatorisch schlechte kindliche Herztöne	(656.3)
78	Grünes Fruchtwasser	(656.3)
79	Azidose während der Geburt (festgestellt durch Fetalblutanalyse)	(656.3)
80	Nabelschnurvorfall	(663.0)
81	Verdacht auf sonstige Nabelschnurkomplikationen	(663.9)
82	Protrahierte Geburt/Geburtsstillstand in der Eröffnungsperiode	(662.0)
83	Protrahierte Geburt/Geburtsstillstand in der Austreibungsperiode	(662.2)
84	Absolutes oder relatives Missverhältnis zwischen kindlichem Kopf und mütterlichem Becken	(653.4)
85	Drohende/erfolgte Uterusruptur	(660.8/665.1)
86	Querlage/Schräglage	(652.2)
87	Beckenendlage	(652.3)
88	Hintere Hinterhauptslage	(660.3)
89	Vorderhauptslage	(652.5)
90	Gesichtslage/Stirnlage	(652.4)
91	Tiefer Querstand	(660.3)
92	Hoher Geradstand	(652.5)
93	Sonstige regelwidrige Schädellagen	(652.8)
94	Sonstiges	

Die Ergebnisse der Klassifikation der Neugeborenen nach Geburtsgewicht und Schwangerschaftsdauer sind in der Abb. 2 dargestellt. Das Gestationsalter wurde sonographisch bestimmt. Zur Abgrenzung hyper- und hypotropher von eutrophen Neugeborenen dienten die 90. bzw. die 10. gestationsalterbezogene Geburtsgewichtsperzentile, deren Berechnung die Geburtsgewichtsdaten aller Neugeborenen der Datenbank zugrunde lagen.

Die Gewichtszunahme in der Schwangerschaft wurde aus der Differenz zwischen dem Gewicht am Ende der Schwangerschaft (kurz vor der Entbindung) und dem Körpergewicht der Frauen bei der Erstuntersuchung berechnet.

SSW	*Perzentilwerte des Geburtsgewichtes (g)*		
	10.	*90.*	*n*
20	420	600	6
21	428	634	31
22	420	720	119
23	470	755	224
24	510	857	276
25	572	960	342
26	620	1140	395
27	645	1281	487
28	713	1455	624
29	821	1630	770
30	989	1860	907
31	1110	2070	1.123
32	1325	2280	1.519
33	1470	2540	1.879
34	1750	2810	3.799
35	2010	3080	6.750
36	2240	3340	13.318
37	2480	3580	29.018
38	2700	3780	63.195
39	2880	3970	135.786
40	3010	4110	152.409
41	3110	4230	85.556
42	3160	4320	9.708
43	2980	4296	652
gesamt			**508.893**

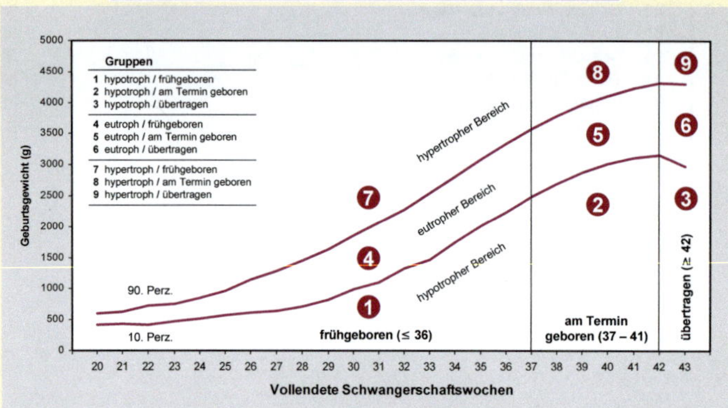

Abb. 2 Perzentilwerte und Perzentilkurven des gestationsalterbezogenen Geburtsgewichtes aller Neugeborenen der Datenbank

2.2 Statistische Auswertung

Die statistische Auswertung des Datenmaterials erfolgte im Rechenzentrum der Universität Rostock mit dem Statistikprogrammpaket SPSS, Version 13.0, auf einer IBM Workstation RS 6000. Für die statistische Prüfung von Mittelwertdifferenzen wurden der t-Test und für die Prüfung qualitativer Zusammenhänge der Chi²-Test verwendet (CLAUSS UND EBNER 1974, KRENTZ 2002). Da sich die Ergebnisse auf eine außerordentlich große Zahl von Patienten (Fällen) beziehen, erwiesen sich nahezu alle aufgeführten Unterschiede als hoch signifikant ($p < 0{,}001$).

Bei einem kleinen Teil der Schwangeren waren die Datensätze nicht vollständig, so dass sich die Fallzahlen bei einzelnen Auswertungen reduzierten. Angesichts des enorm großen Datenumfangs wird die Validität der Untersuchungsergebnisse dadurch nicht nennenswert beeinträchtigt.

3 Ergebnisse

Die bei der ambulanten Erstvorstellung der Schwangeren ermittelten anthropometrischen Parameter Körpergewicht und Körperhöhe fanden Eingang in die Bestimmung des BMI (vgl. Kap. 1 und Abb. 1).

3.1 Häufigkeitsverteilung der maternalen und neonatalen Parameter

Die Abb. 3 – Abb. 17 zeigen die eindimensionale Häufigkeitsverteilung aller anderen in dieser Arbeit verwendeten maternalen und neonatalen Parameter (vgl. Kap. 2.1).

3.1.1 Maternale Parameter

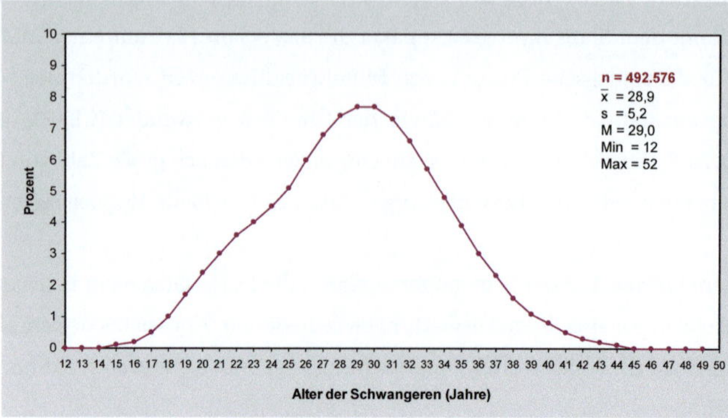

Abb. 3 Alter der Schwangeren

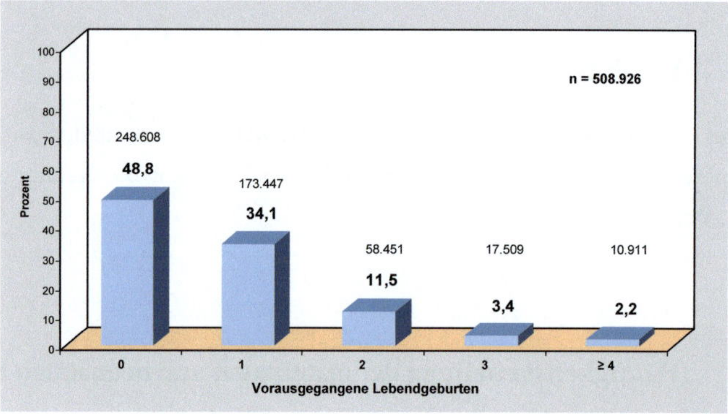

Abb. 4 Den Schwangerschaften vorausgegangene Lebendgeburten

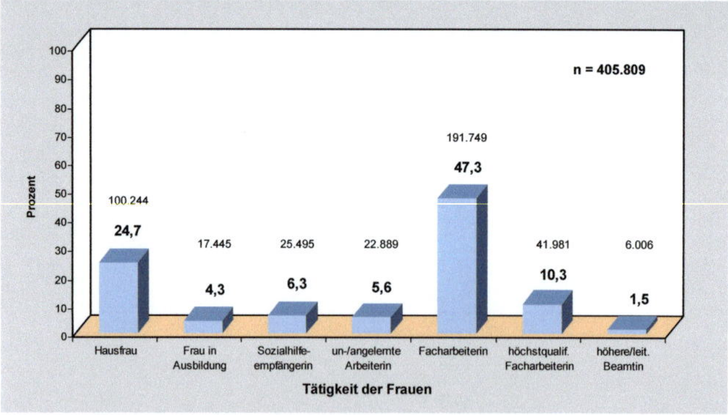

Abb. 5 Tätigkeit der Frauen

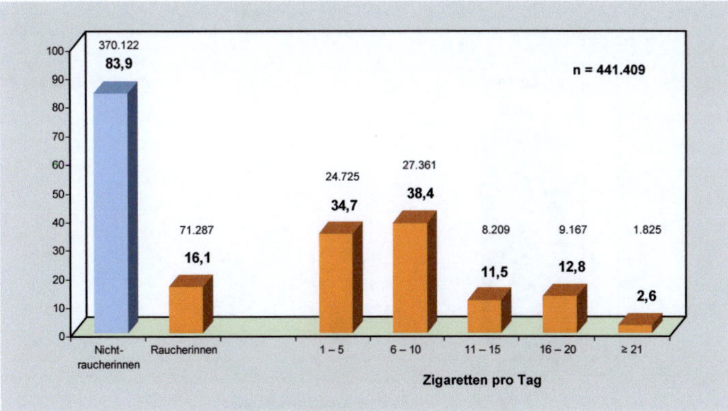

Abb. 6 Zigarettenkonsum der Schwangeren

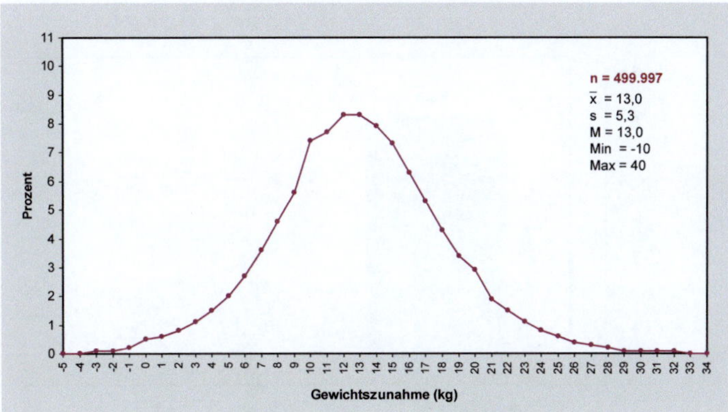

Abb. 7 Gewichtszunahme der Frauen in der Schwangerschaft

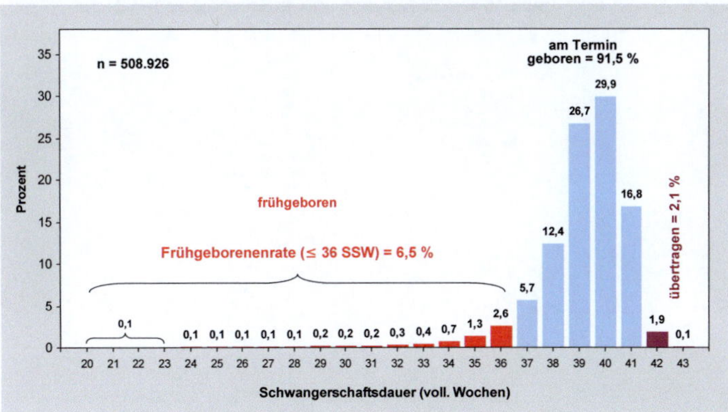

Abb. 8 Schwangerschaftsdauer

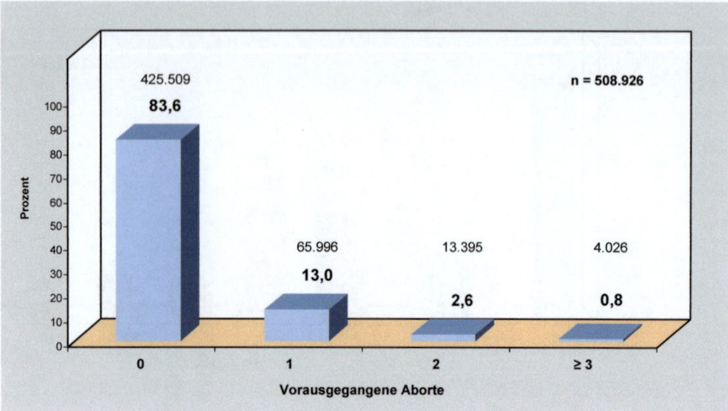

Abb. 9 Den Schwangerschaften vorausgegangene Aborte

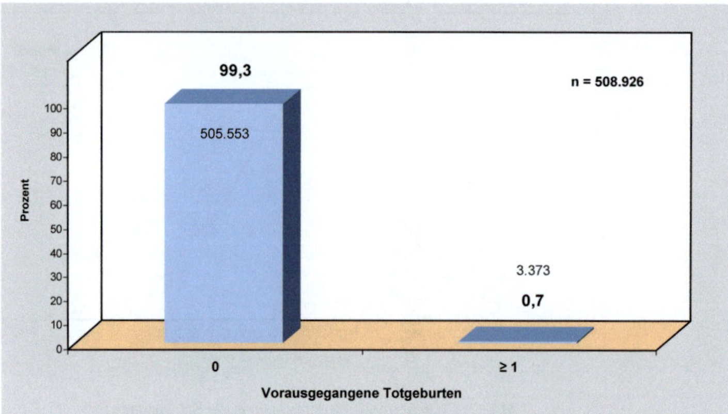

Abb. 10 Den Schwangerschaften vorausgegangene Totgeburten

3.1.2 Neonatale Parameter

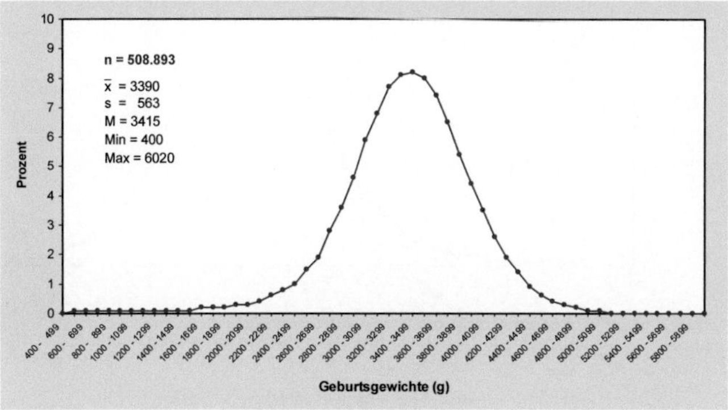

Abb. 11 Geburtsgewichte

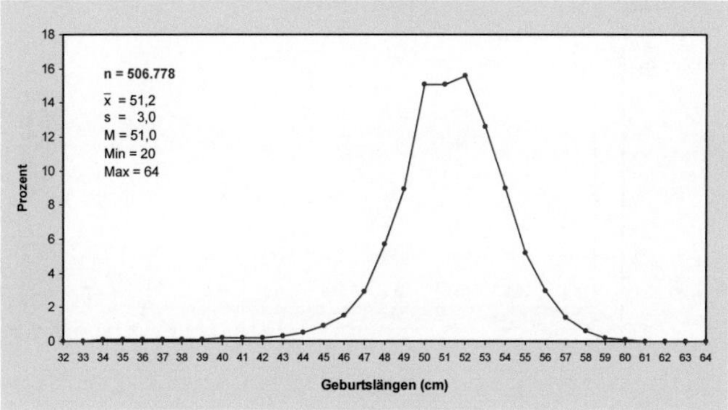

Abb. 12 Geburtslängen

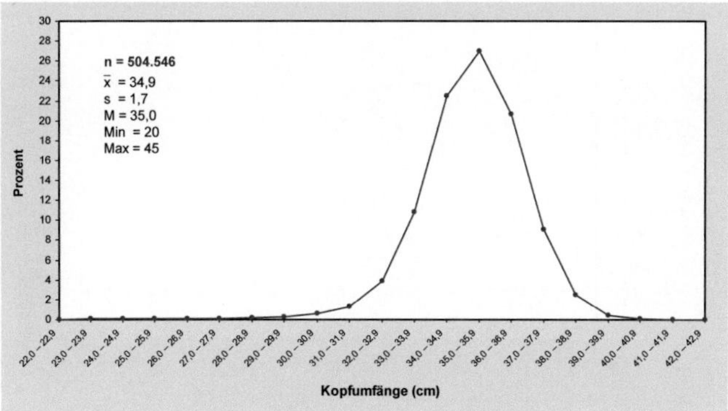

Abb. 13 Kopfumfänge bei der Geburt

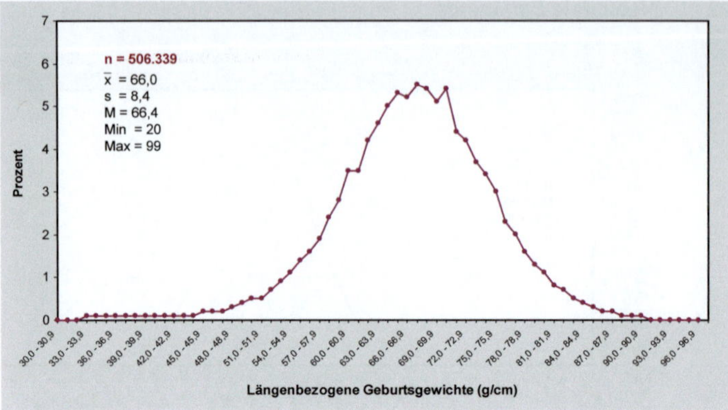

Abb. 14 Längenbezogene Geburtsgewichte

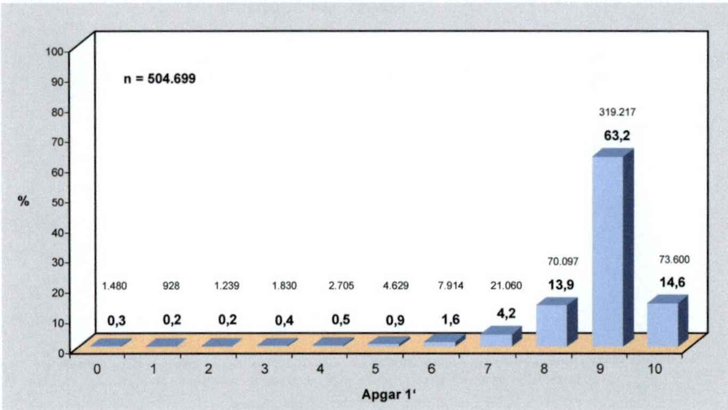

Abb. 15 Apgar- Werte 1' p.n.

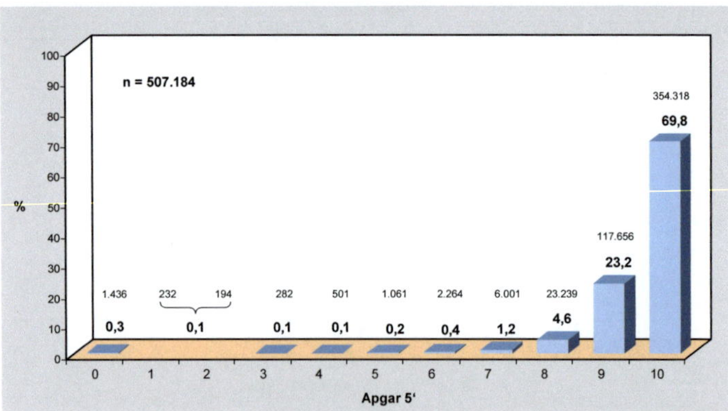

Abb. 16 Apgar- Werte 5' p.n.

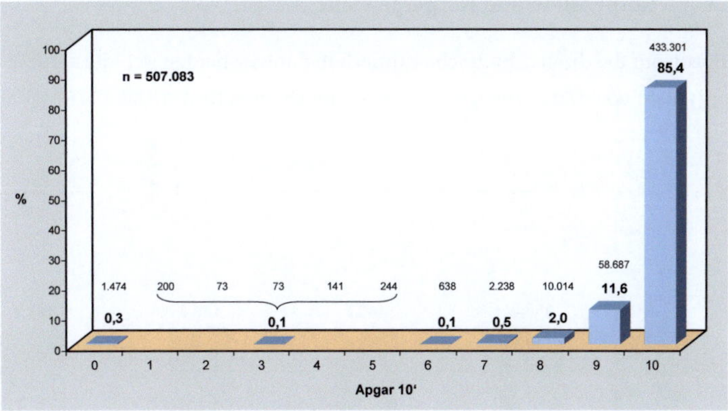

Abb. 17 Apgar- Werte 10' p.n.

3.2 Maternale Parameter und BMI

Aus den Abb. 18 – Abb. 26 und Tab. 4 wird ersichtlich, welche Zusammenhänge zwischen den maternalen Parametern Körperhöhe, Körpergewicht, Alter, Parität, Tätigkeit (Sozialstatus), Rauchen bzw. Gewichtszunahme in der Schwangerschaft und dem BMI respektive der Adipositas (BMI $\geq$ 30,00 kg/m^2) der Schwangeren bestehen.

3.2.1 Körperhöhe und Körpergewicht

In Bezug auf die durchschnittliche Körperhöhe unterscheiden sich die adipösen (BMI ≥ 30,00 kg/m²) nicht von den normalgewichtigen Schwangeren (BMI 18,50 – 24,99 kg/m²) (Abb. 18).

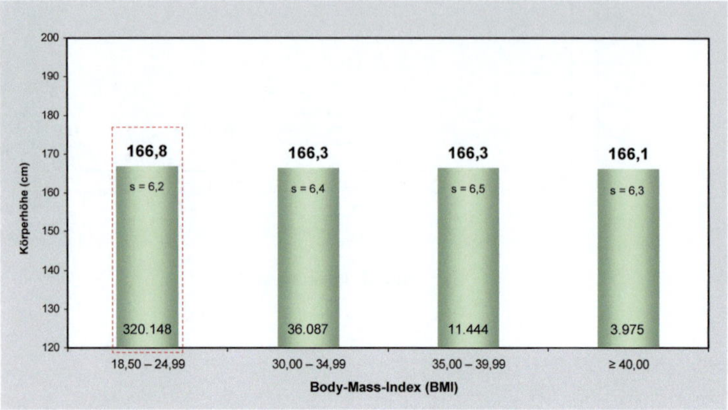

Abb. 18 Arithmetische Mittelwerte der Körperhöhen der Schwangeren bei unterschiedlichen BMI-Gruppen

Das durchschnittliche Körpergewicht der adipösen (BMI ≥ 30,00 kg/m²) steigt im Vergleich zu den normalgewichtigen Schwangeren (BMI 18,50 – 24,99 kg/m²) mit Zunahme des BMI stark an (Abb. 19). Das ergibt sich aus der engen positiven Korrelation des Körpergewichts mit dem BMI und aus dem weitgehend BMI-unabhängigen Verhalten der durchschnittlichen Körperhöhe der Schwangeren (vgl. Abb. 18).

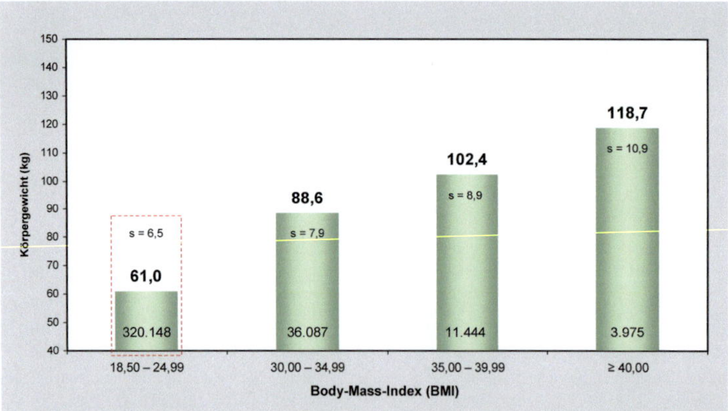

Abb. 19 Arithmetische Mittelwerte der Körpergewichte der Schwangeren bei unterschiedlichen BMI-Gruppen

3.2.2 Alter und Parität

Im Gebäralter differieren die Schwangeren der BMI-Gruppen nur gering (Abb. 20).

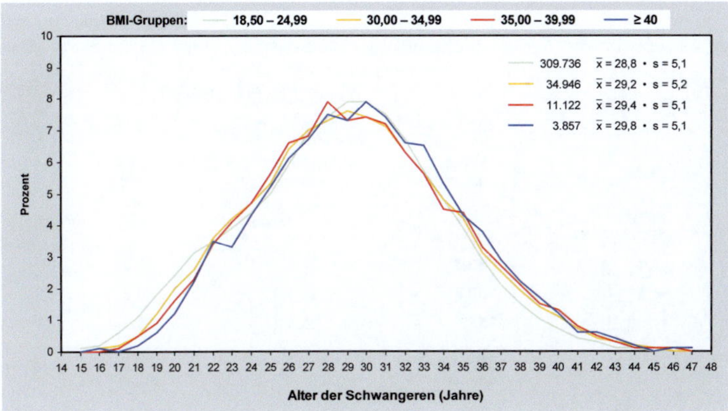

Abb. 20 Alter der Schwangeren nach BMI-Gruppen

Gegenüber den normalgewichtigen (BMI 18,50 – 24,99 kg/m²) erhöht sich bei den adipösen Schwangeren (BMI ≥ 30,00 kg/m²) der Anteil der Schwangeren mit 1, insbesondere aber ≥ 2 der Schwangerschaft vorausgegangenen Lebendgeburten statistisch signifikant, wohingegen sich der Anteil der Schwangeren ohne eine vorausgegangene Lebendgeburt entsprechend verringert (Abb. 21).

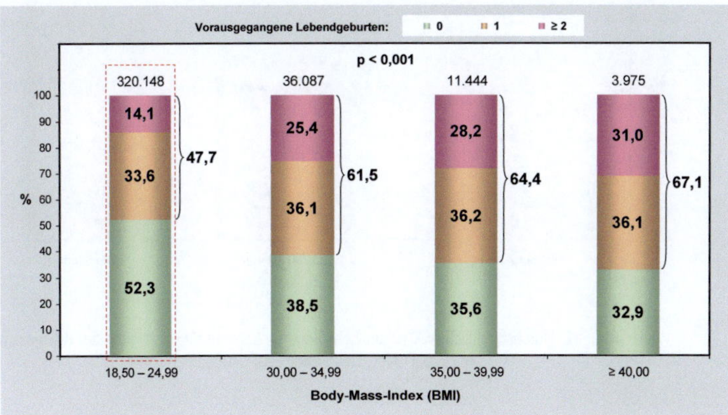

Abb. 21 Anteil der Schwangeren mit 0, 1 oder ≥ 2 der Schwangerschaft vorausgegangenen Lebendgeburten bei unterschiedlichen BMI-Gruppen

In Bezug auf das durchschnittliche Gebäralter gibt es zwischen den Schwangeren der BMI-Gruppen keine wesentlichen Unterschiede (Tab. 4). Dagegen nimmt die Multiparität mit ansteigendem BMI deutlich zu.

Tab. 4 Durchschnittliches Alter und Paritätsstruktur der Schwangeren bei unterschiedlichem BMI (4 Gruppen)

Schwangere		*BMI-Gruppen*			
		18,50 – 24,99	30,00 – 34,99	35,00 – 39,99	≥ 40,00
Alter	$\bar{x}$	**28,8**	**29,2**	**29,4**	**29,8**
	n	309.736	34.946	11.122	3.857
Anzahl der lebenden Kinder		%	%	%	%
1		**52,3**	**38,5**	**35,6**	**32,9**
2		**33,6**] **47,7**	**36,1**] **61,5**	**36,2**] **64,4**	**36,1**] **67,1**
≥ 3		**14,1**	**25,4**	**28,2**	**31,0**
Summe		100,0	100,0	100,0	100,0
n		**320.148**	**36.087**	**11.444**	**3.975**

Bei gleicher Kinderzahl bestehen jeweils zwischen den Schwangeren der BMI-Gruppen kaum Altersunterschiede (Abb. 22).

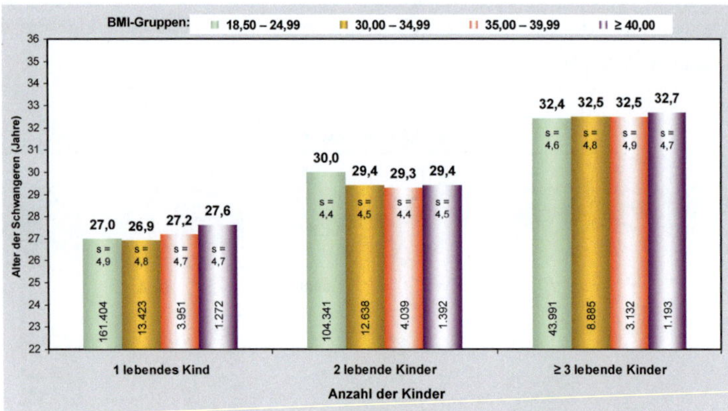

Abb. 22 Durchschnittliches Alter der Schwangeren unter Berücksichtigung der Kinderzahl bei unterschiedlichen BMI-Gruppen

3.2.3 Tätigkeit (Sozialstatus)

Ein anhand der Tätigkeit als niedrig zu bewertender sozialer Status ist eher mit den Frauen der Adipositasgruppen (BMI ≥ 30,00 kg/m²) als mit den normalgewichtigen Frauen (BMI 18,50 bis 24,99 kg/m²) assoziiert (Abb. 23). Im Vergleich zu 33,3% der normalgewichtigen sind 55,9% der extrem adipösen Schwangeren (BMI ≥ 40,00 kg/m²) nicht erwerbstätig (Hausfrauen), un-/angelernte Arbeiterinnen oder Sozialhilfeempfängerinnen.

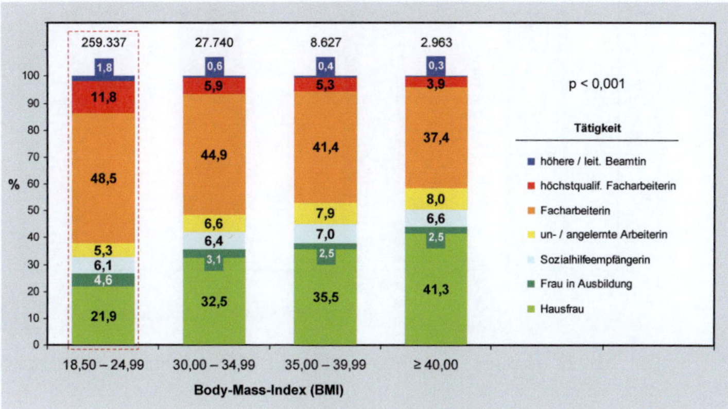

Abb. 23 Tätigkeit (Sozialstatus) der Frauen nach BMI-Gruppen

3.2.4 Rauchen

Gegenüber den normalgewichtigen Frauen (BMI 18,50 – 24,99 kg/m²) nimmt der Anteil der Raucherinnen unter den Frauen der Adipositasgruppen (BMI ≥ 30,00 kg/m²) mit steigendem BMI kontinuierlich und statistisch signifikant von 15,0% auf 20,8% (extrem adipöse Frauen: BMI ≥ 40,00 kg/m²) zu (Abb. 24).

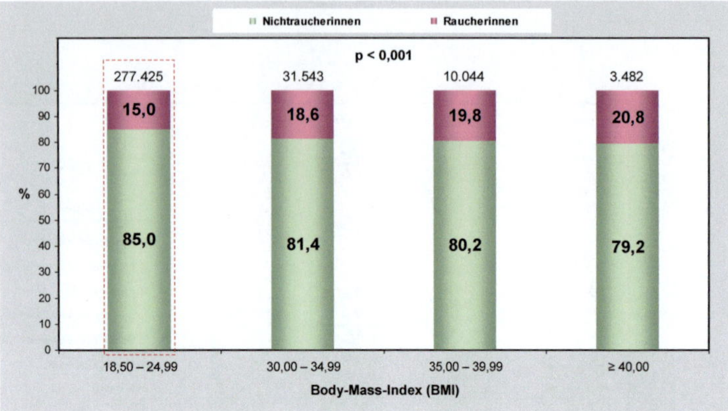

Abb. 24 Rauchverhalten der Frauen während der Schwangerschaft nach BMI-Gruppen

Im Vergleich zu den Raucherinnen mit normalem Gewicht (BMI 18,50 – 24,99 kg/m²) vergrößert sich in den Adipositasgruppen (BMI ≥ 30,00 kg/m²) mit anwachsendem BMI vor allem der Anteil der durchschnittlich > 10 Zigaretten pro Tag konsumierenden Raucherinnen stetig und statistisch signifikant (Abb. 25). Fast 40% (39,3%) der extrem adipösen Raucherinnen (BMI ≥ 40,00 kg/m²) rauchen im Durchschnitt täglich mehr als 10 Zigaretten.

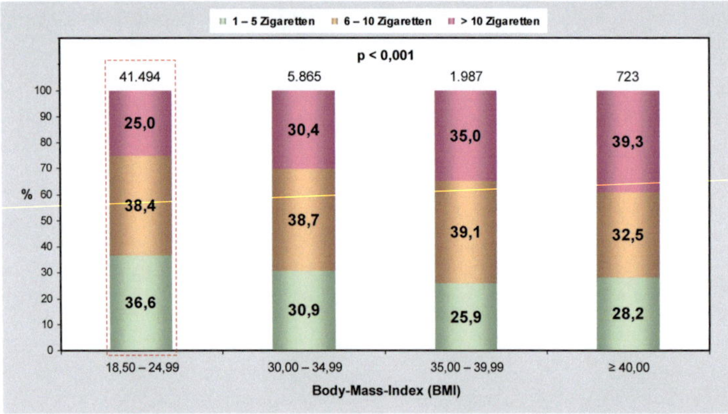

Abb. 25 Durchschnittlicher täglicher Zigarettenkonsum der Raucherinnen unter den Frauen nach BMI-Gruppen

3.2.5 Gewichtszunahme in der Schwangerschaft

Gegenüber den normalgewichtigen Frauen (BMI 18,50 – 24,99 kg/m²) nimmt der durchschnittliche Gewichtszuwachs in der Schwangerschaft bei den Frauen der Adipositasgruppen (BMI ≥ 30,00 kg/m²) mit steigendem BMI sukzessive und statistisch signifikant von 13,6 kg bis 7,6 kg (extrem adipöse Frauen: BMI ≥ 40,00 kg/m²) ab (Abb. 26).

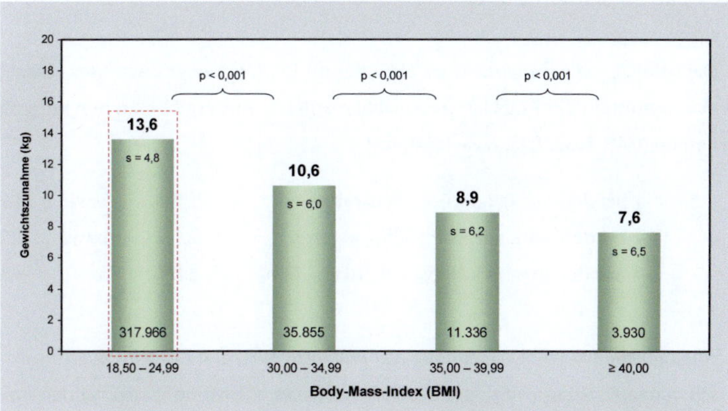

Abb. 26 Durchschnittliche Gewichtszunahme der Frauen in der Schwangerschaft nach BMI-Gruppen

3.3 Maternale Risiken der Adipositas

Aus der Tab. 5 geht hervor, wie hoch der durchschnittliche Anteil an ausgewählten Schwangerschafts- und Geburtsrisiken (Kataloge A – C des PBE, Tab. 6 und Tab. 7) bei den adipösen (BMI ≥ 30,00 kg/m²) im Vergleich zu den normalgewichtigen Schwangeren (BMI 18,50 – 24,99 kg/m²) ist. Besonders große Differenzen ergeben sich bei den schwangerschaftsassoziierten Erkrankungen Hypertonie und Präeklampsie.

- Der Anteil der *Hypertonie*, die sowohl die *präkonzeptionelle chronische Hypertonie* als auch die *schwangerschaftsinduzierte Gestations-Hypertonie (SIH)* umfasst, liegt

– bei den mäßig adipösen Schwangeren	(BMI 30,00 – 34,99 kg/m²)	mit 7,1%	ca. 6 -mal
– bei den stark adipösen Schwangeren	(BMI 35,00 – 39,99 kg/m²)	mit 12,5%	ca. 10,5-mal
– bei den extrem adipösen Schwangeren	(BMI ≥ 40,00 kg/m²)	mit 18,3%	sogar ca. 15-mal

höher als bei den normalgewichtigen Schwangeren (1,2%).

- Der Anteil der schwangerschaftsspezifischen *Präeklampsie* (synonym: Gestose) und ihrer besonders schweren Verlaufsform *Eklampsie* ist

  - bei den mäßig adipösen Schwangeren ca. 4,5-mal (7,1%)
  - bei den stark adipösen Schwangeren ca. 7,5-mal (12,2%)
  - bei den extrem adipösen Schwangeren ca. 11-mal (17,8%)

größer als bei den normalgewichtigen Frauen (1,6%).

- Die *pathologische Proteinurie* als obligates und *mittelgradige bis schwere Ödeme* als fakultatives Symptom der Präeklampsie machen anteilig im Vergleich zu den normalgewichtigen Frauen (0,4% bzw. 1,1%) wie folgt aus:

  - bei den mäßig adipösen Schwangeren 1,5% bzw. 4,7%
  - bei den stark adipösen Schwangeren 2,1% bzw. 7,2%
  - bei den extrem adipösen Schwangeren 2,8% bzw. 8,2%.

- Analog liegen sowohl die Anteile des *präkonzeptionellen Diabetes mellitus* als auch die des schwangerschaftsspezifischen *Gestationsdiabetes* (GDM) höher als bei den normalgewichtigen Schwangeren (0,2% bzw. 0,4%) und zwar

  - bei den mäßig adipösen Schwangeren ca. 4-mal (0,8% bzw. 1,5%)
  - bei den stark adipösen Schwangeren ca. 6-mal (1,2% bzw. 2,4%)
  - bei den extrem adipösen Schwangeren ca. 9-mal (1,8% bzw. 3,8%).

Tab. 5 Ausgewählte Schwangerschafts- und Geburtsrisiken nach BMI-Gruppen

		BMI-Gruppen							
	Risiken	**18,50 – 24,99**		**30,00 – 34,99**		**35,00 – 39,99**		**≥ 40,00**	
		n	%	n	%	n	%	n	%
S-R	Hypertonie	3.920	**1,2**	2.551	**7,1**	1.434	**12,5**	728	**18,3**
S-R	Eiweißausscheidung > 1‰	1.316	**0,4**	527	**1,5**	238	**2,1**	111	**2,8**
S-R	Mittelgradige / schwere Ödeme	3.491	**1,1**	1.683	**4,7**	819	**7,2**	325	**8,2**
G-R	Gestose / Eklampsie	5.071	**1,6**	2.570	**7,1**	1.395	**12,2**	708	**17,8**
S-R	Diabetes mellitus	661	**0,2**	278	**0,8**	140	**1,2**	73	**1,8**
S-R	Gestationsdiabetes	1.295	**0,4**	531	**1,5**	280	**2,4**	150	**3,8**
	gesamt (n)	**320.148**		**36.087**		**11.144**		**3.975**	
	Raucherinnen	41.494	**15,0**	5.865	**18,6**	10.044	**19,8**	723	**20,8**

G-R = Geburtsrisiken, S-R = Schwangerschaftsrisiken

Tab. 6 Schwangerschaftsrisiken • Kataloge A und B
des Perinatologischen Basis-Erhebungsbogens (PBE) nach BMI-Gruppen

	Schwangerschafts-Risiken (Katalog A + B)	BMI-Gruppen 18,50 – 24,99		30,00 – 34,99		35,00 – 39,99		≥ 40,00	
		n	%	n	%	n	%	n	%
01	Familiäre Belastung	42.464	**13,3**	5.974	**16,6**	2.092	**18,3**	785	**19,7**
02	Früh. eig. schwere Erkrankungen	31.265	**9,8**	4.020	**11,1**	1.408	**12,3**	553	**13,9**
03	Blutungs- / Thromboseneigung	3.559	**1,1**	578	**1,6**	212	**1,9**	107	**2,7**
04	Allergie	64.278	**20,1**	7.544	**20,9**	2.367	**20,7**	851	**21,4**
05	Frühere Bluttransfusionen	5.485	**1,7**	784	**2,2**	279	**2,4**	103	**2,6**
06	Besondere psychische Belastung	8.726	**2,7**	1.041	**2,9**	364	**3,2**	138	**3,5**
07	Besondere soziale Belastung	8.093	**2,5**	1.128	**3,1**	361	**3,2**	144	**3,6**
08	Rhesus-Inkompatibilität	840	**0,3**	127	**0,4**	58	**0,5**	12	**0,3**
09	Diabetes mellitus	661	**0,2**	278	**0,8**	140	**1,2**	73	**1,8**
10	Adipositas	336	**0,1**	7.331	**20,3**	5.869	**51,3**	3.428	**86,2**
11	Kleinwuchs	1.218	**0,4**	221	**0,6**	82	**0,7**	34	**0,9**
12	Skelettanomalien	4.394	**1,4**	392	**1,1**	121	**1,1**	31	**0,8**
13	Schwangere unter 18 Jahren	4.284	**1,3**	197	**0,5**	40	**0,3**	5	**0,1**
14	Schwangere über 35 Jahre	29.485	**9,2**	4.245	**11,8**	1.474	**12,9**	539	**13,6**
15	Vielgebärende (> 4 Kinder)	1.964	**0,6**	891	**2,5**	375	**3,3**	162	**4,1**
16	Z.n. Sterilitätsbehandlung	6.379	**2,0**	934	**2,6**	422	**3,7**	135	**3,4**
17	Z.n. Frühgeburt	6.407	**2,0**	872	**2,4**	285	**2,5**	105	**2,6**
18	Z.n. Mangelgeburt	2.132	**0,7**	264	**0,7**	102	**0,9**	25	**0,6**
19	Z.n. 2 o.mehr Aborten/Abbrüchen	17.736	**5,5**	2.656	**7,4**	846	**7,4**	289	**7,3**
20	Totes/geschäd. Kind in Anamnese	4.670	**1,5**	932	**2,6**	313	**2,7**	127	**3,2**
21	Komplik. bei vor. Entbindungen	10.152	**3,2**	1.665	**4,6**	574	**5,0**	224	**5,6**
22	Komplikationen post partum	3.155	**1,0**	453	**1,3**	169	**1,5**	58	**1,5**
23	Z.n. Sectio	19.880	**6,2**	3.826	**10,6**	1.539	**13,4**	589	**14,8**
24	Z.n. anderen Uterusoperationen	3.987	**1,2**	452	**1,3**	123	**1,1**	41	**1,0**
25	Rasche Schwangerschaftsfolge	7.378	**2,3**	1.190	**3,3**	359	**3,1**	146	**3,7**
26	Andere Besonderheiten	21.208	**6,6**	2.618	**7,3**	863	**7,5**	341	**8,6**
27	Behandl. Allgemeinerkrankungen	5.332	**1,7**	711	**2,0**	213	**1,9**	87	**2,2**
28	Dauermedikation	1.861	**0,6**	354	**1,0**	171	**1,5**	70	**1,8**
29	Abusus	10.667	**3,3**	1.675	**4,6**	674	**5,9**	252	**6,3**
30	Besondere psychische Belastung	1.559	**0,5**	222	**0,6**	79	**0,7**	28	**0,7**
31	Besondere soziale Belastung	1.058	**0,3**	133	**0,4**	59	**0,5**	17	**0,4**
32	Blutungen vor der 28. SSW	8.214	**2,6**	766	**2,1**	254	**2,2**	93	**2,3**
33	Blutungen nach der 28. SSW	2.163	**0,7**	204	**0,6**	60	**0,5**	19	**0,5**
34	Placenta praevia	714	**0,2**	79	**0,2**	25	**0,2**	10	**0,3**
35	Mehrlingsschwangerschaft	0	**0,0**	0	**0,0**	0	**0,0**	0	**0,0**
36	Hydramnion	765	**0,2**	127	**0,4**	44	**0,4**	15	**0,4**
37	Oligohydramnie	2.266	**0,7**	350	**1,0**	106	**0,9**	35	**0,9**
38	Terminunklarheit	8.238	**2,6**	1.162	**3,2**	462	**4,0**	185	**4,7**
39	Plazenta-Insuffizienz	5.858	**1,8**	616	**1,7**	201	**1,8**	68	**1,7**
40	Isthmozervikale Insuffizienz	8.659	**2,7**	556	**1,5**	153	**1,3**	49	**1,2**
41	Vorzeitige Wehentätigkeit	21.660	**6,8**	1.257	**3,5**	369	**3,2**	117	**2,9**
42	Anämie	5.169	**1,6**	503	**1,4**	140	**1,2**	33	**0,8**
43	Harnwegsinfektion	2.670	**0,8**	277	**0,8**	109	**1,0**	25	**0,6**
44	Indirekter Coombstest	160	**0,0**	19	**0,1**	7	**0,1**	3	**0,1**
45	Risiko aus and. serol. Befunden	1.504	**0,5**	170	**0,5**	56	**0,5**	21	**0,5**
46	Hypertonie	3.920	**1,2**	2.551	**7,1**	1.434	**12,5**	728	**18,3**
47	Eiweißausscheidung über 1‰	1.316	**0,4**	527	**1,5**	238	**2,1**	111	**2,8**
48	Mittelgradige – schwere Oedeme	3.491	**1,1**	1.683	**4,7**	819	**7,2**	325	**8,2**
49	Hypotonie	1.809	**0,6**	71	**0,2**	27	**0,2**	10	**0,3**
50	Gestationsdiabetes	1.295	**0,4**	531	**1,5**	280	**2,4**	150	**3,8**
51	Lageanomalie	10.333	**3,2**	968	**2,7**	284	**2,5**	105	**2,6**
52	Andere Besonderheiten	19.766	**6,2**	2.271	**6,3**	757	**6,6**	257	**6,5**
	gesamt	**320.148**	100,0	**36.087**	100,0	**11.144**	100,0	**3.975**	100,0

Tab. 7 Geburtsrisiken • Katalog C
des Perinatologischen Basis-Erhebungsbogens (PBE) nach BMI-Gruppen

	Geburtsrisiken (Katalog C)	*BMI-Gruppen*							
		18,50 – 24,99		30,00 – 34,99		35,00 – 39,99		≥ 40,00	
		n	%	n	%	n	%	n	%
60	Vorzeitiger Blasensprung	68.743	**21,5**	8.183	**22,7**	2.579	**22,5**	937	**23,6**
61	Überschreitung des Termins	33.703	**10,5**	4.906	**13,6**	1.594	**13,9**	563	**14,2**
62	Missbildung, intrauter. Fruchttod	1.740	**0,5**	247	**0,7**	85	**0,7**	43	**1,1**
63	Frühgeburt	15.906	**5,0**	1.825	**5,1**	647	**5,7**	235	**5,9**
64	Mehrlingsschwangerschaft	0	**0,0**	0	**0,0**	0	**0,0**	0	**0,0**
65	Plazentainsuffizienz (V.a.)	8.515	**2,7**	1.033	**2,9**	402	**3,5**	137	**3,4**
66	Gestose / Eklampsie	5.071	**1,6**	2.570	**7,1**	1.395	**12,2**	708	**17,8**
67	RH-Inkompatibilität	288	**0,1**	37	**0,1**	19	**0,2**	7	**0,2**
68	Diabetes mellitus	1.055	**0,3**	475	**1,3**	244	**2,1**	139	**3,5**
69	Z.n. Sectio o.a. Uterus-Op.	24.788	**7,7**	4.468	**12,4**	1.749	**15,3**	654	**16,5**
70	Placenta praevia	972	**0,3**	119	**0,3**	36	**0,3**	15	**0,4**
71	Vorzeitige Plazentalösung	1.761	**0,6**	206	**0,6**	63	**0,6**	26	**0,7**
72	Sonstige uterine Blutungen	1.168	**0,4**	106	**0,3**	40	**0,3**	16	**0,4**
73	Amnion-Infektionssyndrom (V.a.)	2.211	**0,7**	412	**1,1**	138	**1,2**	52	**1,3**
74	Fieber unter der Geburt	1.331	**0,4**	200	**0,6**	67	**0,6**	23	**0,6**
75	Mütterliche Erkrankung	3.395	**1,1**	499	**1,4**	222	**1,9**	104	**2,6**
76	Mangelnde Kooperation der Mutter	2.026	**0,6**	318	**0,9**	115	**1,0**	46	**1,2**
77	Pathologisches CTG	45.063	**14,1**	5.970	**16,5**	2.090	**18,3**	761	**19,1**
78	Grünes Fruchtwasser	21.646	**6,8**	3.537	**9,8**	1.229	**10,7**	474	**11,9**
79	Azidose während der Geburt	561	**0,2**	120	**0,3**	37	**0,3**	16	**0,4**
80	Nabelschnurvorfall	276	**0,1**	48	**0,1**	17	**0,1**	6	**0,2**
81	V.a. auf sonst. Nabelschnurkompl.	24.107	**7,5**	2.754	**7,6**	907	**7,9**	293	**7,4**
82	Protrah. Geburt/-stillstand – EP	14.476	**4,5**	2.371	**6,6**	840	**7,3**	349	**8,8**
83	Protrah. Geburt/-stillstand – AP	23.344	**7,3**	2.220	**6,2**	639	**5,6**	197	**5,0**
84	Missverhältnis kindl. Kopf / Becken	9.031	**2,8**	1.929	**5,3**	767	**6,7**	269	**6,8**
85	Drohende / erfolgte Uterusruptur	770	**0,2**	126	**0,3**	49	**0,4**	11	**0,3**
86	Querlage / Schräglage	832	**0,3**	193	**0,5**	92	**0,8**	27	**0,7**
87	Beckenendlage	15.487	**4,8**	1.414	**3,9**	402	**3,5**	170	**4,3**
88	Hintere Hinterhauptslage	6.969	**2,2**	881	**2,4**	259	**2,3**	78	**2,0**
89	Vorderhauptslage	2.305	**0,7**	238	**0,7**	60	**0,5**	20	**0,5**
90	Gesichtslage / Stirnlage	518	**0,2**	72	**0,2**	18	**0,2**	8	**0,2**
91	Tiefer Querstand	356	**0,1**	27	**0,1**	9	**0,1**	1	**0,0**
92	Hoher Geradstand	2.507	**0,8**	428	**1,2**	161	**1,4**	42	**1,1**
93	Sonst. regelwidrige Schädellagen	2.401	**0,7**	338	**0,9**	155	**1,4**	42	**1,1**
94	Sonstiges	26.315	**8,2**	3.826	**10,6**	1.408	**12,3**	617	**15,5**
	gesamt	**320.148**	100,0	**36.087**	100,0	**11.144**	100,0	**3.975**	100,0

3.4 Fetale/neonatale Risiken der Adipositas

3.4.1 Aborte

Die Schwangeren der Adipositasgruppen (BMI ≥ 30,00 kg/m²) sind insgesamt statistisch signifikant häufiger als die Schwangeren mit normalem Gewicht (BMI 18,50 – 24,99 kg/m²) anamnestisch mit 1 bzw. ≥ 2 Aborten belastet (Abb. 27). Gegenüber 15,6% der normalgewichtigen hatten 19,6% der extrem adipösen Schwangeren (BMI ≥ 40,00 kg/m²) 1 oder mehr Aborte.

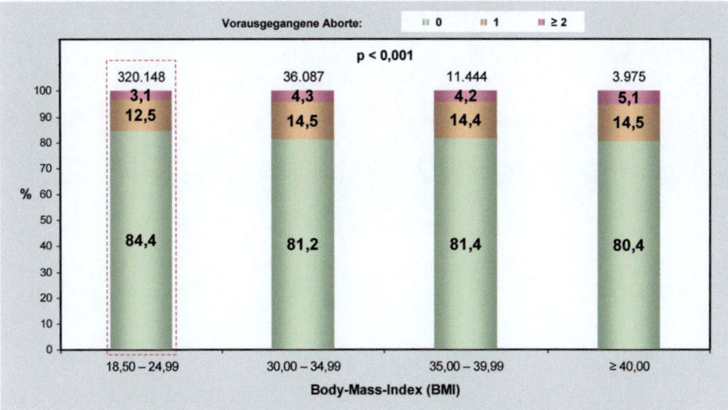

Abb. 27 Anamnestische Belastung der Schwangeren mit Aborten nach BMI-Gruppen

3.4.2 Totgeburten

Die adipösen (BMI ≥ 30,00 kg/m²) sind statistisch signifikant häufiger als die normalgewichtigen Schwangeren (BMI 18,50 – 24,99 kg/m²) anamnestisch mit ≥ 1 Totgeburt belastet (Abb. 28). Im Vergleich zu 0,5% der Schwangeren mit normalem Gewicht hatten 1,4% der extrem adipösen Schwangeren (BMI ≥ 40,00 kg/m²) 1 oder mehr Totgeburten.

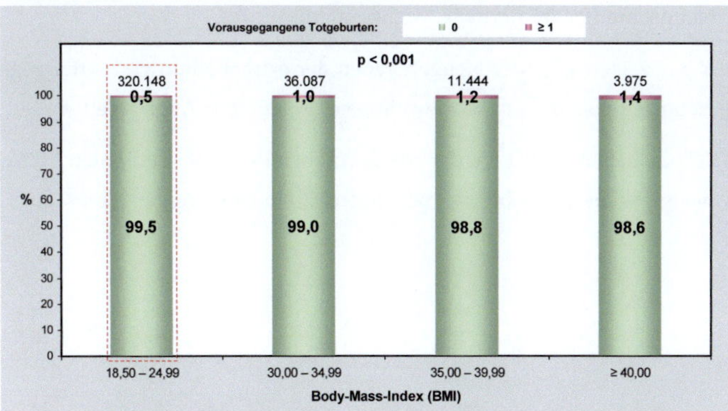

Abb. 28 Anamnestische Belastung der Schwangeren mit Totgeburten nach BMI-Gruppen

Die Totgeburtenrate (Apgar-Wert 1' p.n. = 0) vergrößert sich mit Zunahme des BMI statistisch signifikant von 0,2% (normalgewichtige Frauen: BMI 18,50 – 24,99 kg/m²) auf 0,5% (extrem adipöse Frauen: BMI ≥ 40,00 kg/m²) (Tab. 8).

Tab. 8 Totgeburten nach BMI-Gruppen

Apgar 1'	***BMI-Gruppen***							
	18,50 – 24,99		30,00 – 34,99		35,00 – 39,99		≥ 40,00	
	n	%	n	%	n	%	n	%
00	780	**0,2**	118	**0,3**	58	**0,5**	21	**0,5**
01 – 10	316.844	**99,8**	35.689	**99,7**	11.274	**99,5**	3.919	**99,5**
gesamt	**317.624**	100,0	**35.807**	100,0	**11.332**	100,0	**3.940**	100,0
p < 0,001								

3.4.3 Apgar-Werte

Die Apgar-Werte der Neugeborenen der adipösen (BMI ≥ 30,00 kg/m²), vor allem der extrem adipösen Mütter (BMI ≥ 40,00 kg/m²) weichen insgesamt statistisch signifikant von den Apgar-Werten der Neugeborenen der normalgewichtigen Mütter (BMI 18,50 – 24,99 kg/m²) ab (Abb. 29 – Abb. 31).

- 1' p.n. haben 2,2% der Neugeborenen der extrem adipösen Mütter im Vergleich zu 0,9% der Neugeborenen der normalgewichtigen Mütter einen Apgar-Wert ≤ 3. Einen Apgar-Wert < 8 weisen 15,3% der Neugeborenen der extrem adipösen Mütter und 7,5% der Neugeborenen der normalgewichtigen Mütter auf.
- 5' p.n. zeigen 4,5% der Neugeborenen der extrem adipösen Mütter gegenüber 2,2% der Neugeborenen der normalgewichtigen Mütter einen Apgar-Wert < 8.
- 10' p.n. haben noch 1,5% der Neugeborenen der extrem adipösen Mütter bzw. 0,9% der Neugeborenen der normalgewichtigen Mütter einen Apgar-Wert < 8.

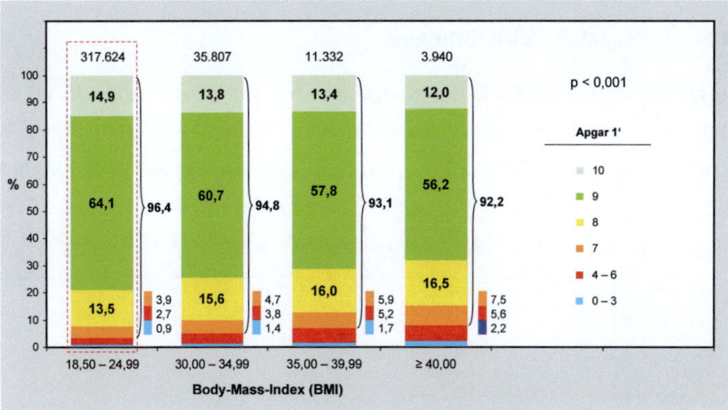

Abb. 29 Apgar-Werte 1' p.n. nach BMI-Gruppen

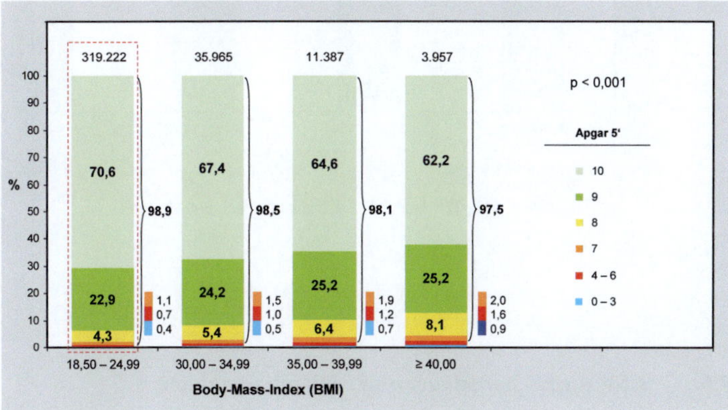

Abb. 30 Apgar-Werte 5' p.n. nach BMI-Gruppen

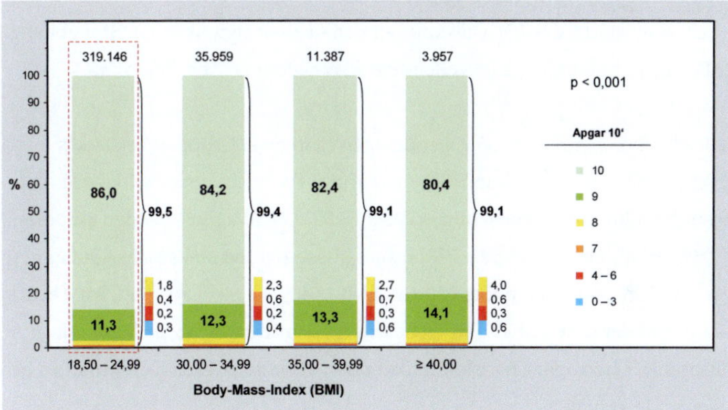

Abb. 31 Apgar-Werte 10' p.n. nach BMI-Gruppen

3.4.4 Neonatale Fehlbildungen

Die globale Fehlbildungsrate der Neugeborenen liegt bei den normalgewichtigen Müttern (BMI 18,50 – 24,99 kg/m^2) bei 1,8% (Abb. 32). Bei den adipösen Müttern (BMI ≥ 30 kg/m^2) steigt sie mit zunehmendem BMI auf 2,4% (extrem adipöse Mütter: BMI ≥ 40,00 kg/m^2) an.

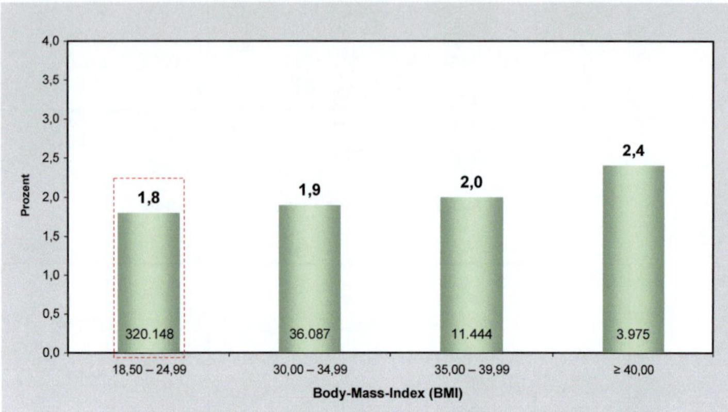

Abb. 32 Neonatale Fehlbildungen nach BMI-Gruppen

3.4.5 Schwangerschaftsdauer und Frühgeborenenrate

Im Vergleich zu den normalgewichtigen (BMI 18,50 – 24,99 kg/m^2) verkürzt sich bei den adipösen Müttern (BMI ≥ 30,00 kg/m^2) die Schwangerschaftsdauer mit ansteigendem BMI statistisch signifikant (Abb. 33). Dies spiegelt sich in einer signifikanten, BMI-abhängigen Zunahme der Frühgeborenenrate (≤ 36 vollendete SSW) wider (s. Abb. 34).

Die Frühgeborenenrate (≤ 36 vollendete SSW), in zwei Gruppen gegliedert (mäßig frühe Frühgeborene: 32 – 36 vollendete SSW; sehr frühe Frühgeborene: ≤ 31 vollendete SSW), nimmt gegenüber den normalgewichtigen (BMI 18,50 – 24,99 kg/m^2) bei den adipösen Müttern (BMI ≥ 30,00 kg/m^2) mit steigendem BMI insgesamt stetig und statistisch signifikant ($p < 0,022$) von 6,2% auf 7,9% (extrem adipöse Mütter: BMI ≥ 40,00 kg/m^2) zu (Abb. 34). Die Raten der mäßig frühen und der sehr frühen Frühgeborenen vergrößern sich gleichfalls. Nach Ausschluss aller Mütter mit Schwangerschaftskomplikationen als potenziellen Confoundern bestätigt sich die ansteigende Tendenz.

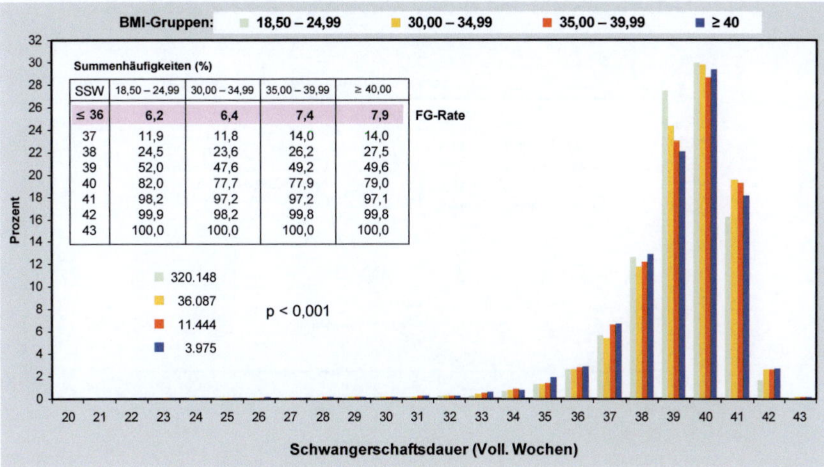

Abb. 33 Dauer der Schwangerschaft nach BMI-Gruppen

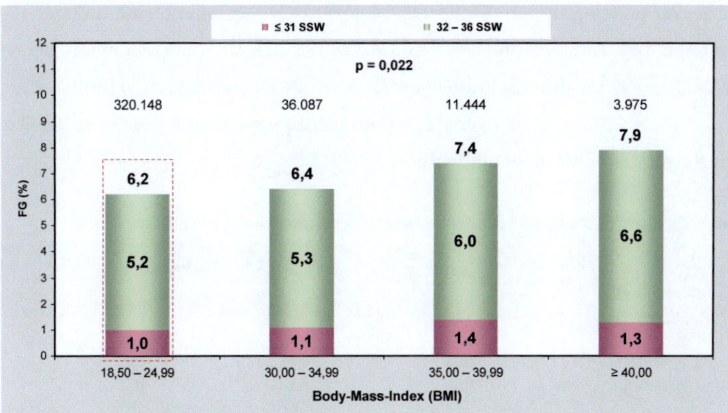

Abb. 34 Frühgeborenenraten (2 Gruppen) nach BMI-Gruppen

3.4.6 Geburtsgewicht und andere Körpermaße der Neugeborenen

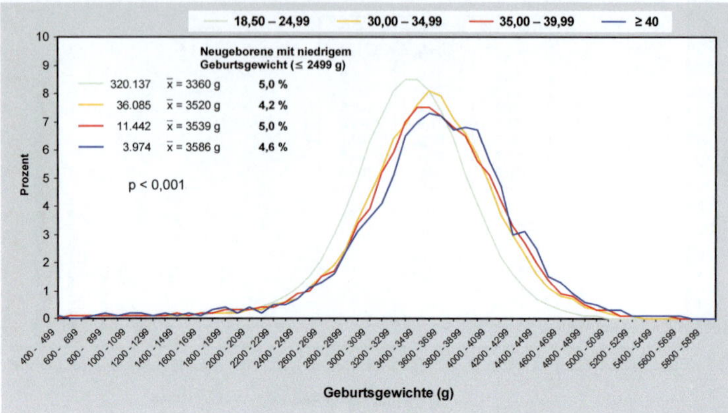

Abb. 35 Verteilung der Geburtsgewichte nach BMI-Gruppen

Im Vergleich zu den normalgewichtigen Müttern (BMI 18,50 – 24,99 kg/m²) tendieren die Mütter der Adipositasgruppen (BMI ≥ 30,00 kg/m²) zu Neugeborenen mit höheren Geburtsgewichten (Abb. 35). Dementsprechend unterscheiden sich die Neugeborenen der verschiedenen BMI-Gruppen im durchschnittlichen Geburtsgewicht statistisch signifikant (s. Tab. 9). Der prozentuale Anteil der Neugeborenen mit niedrigem Geburtsgewicht (≤ 2499 g) verhält sich mit steigendem BMI nicht eindeutig.

Tab. 9 Durchschnittliche Körpermaße der Neugeborenen bei unterschiedlichen BMI-Gruppen

Körpermaße		*BMI-Gruppen*			
		18,50 – 24,99	30,00 – 34,99	35,00 – 39,99	≥ 40,00
Geburtsgewicht (g)		p < 0,001 (18,50 – 24,99 vs. 30,00 – 34,99)	p < 0,001 (30,00 – 34,99 vs. 35,00 – 39,99)	p < 0,001 (35,00 – 39,99 vs. ≥ 40,00)	
	x̄	**3360**	**3520**	**3539**	**3586**
	s	539	598	637	654
	n	320.137	36.086	11.442	3.974
Geburtslänge (cm)		p < 0,001 (18,50 – 24,99 vs. 30,00 – 34,99)		ns (35,00 – 39,99 vs. ≥ 40,00)	
	x̄	**51,1**	**51,7**	**51,7**	**51,8**
	s	2,9	3,1	3,2	3,3
	n	318.959	35.933	11.384	3.952
Kopfumfang (cm)		p < 0,001 (18,50 – 24,99 vs. 30,00 – 34,99)		p < 0,01 (35,00 – 39,99 vs. ≥ 40,00)	
	x̄	**34,8**	**35,2**	**35,2**	**35,3**
	s	1,7	1,7	1,8	1,8
	n	317.669	35.755	11.327	3.935
längenbezogenes Geburtsgewicht (g/cm)		p < 0,001 (18,50 – 24,99 vs. 30,00 – 34,99)	p < 0,001 (30,00 – 34,99 vs. 35,00 – 39,99)	p < 0,001 (35,00 – 39,99 vs. ≥ 40,00)	
	x̄	**65,5**	**67,9**	**68,3**	**69,1**
	s	8,1	8,9	9,4	9,6
	n	318.726	35.905	11.370	3.946
ns = nicht signifikant					

Gegenüber den Körpermaßen der Neugeborenen der normalgewichtigen Mütter (BMI 18,50 bis 24,99 kg/m²)

- steigen sowohl das durchschnittliche Geburtsgewicht als auch das durchschnittliche längenbezogene Geburtsgewicht der Neugeborenen der adipösen Mütter (BMI ≥ 30,00 kg/m²) BMI-abhängig kontinuierlich und statistisch signifikant an;
- nehmen die durchschnittliche Geburtslänge und der durchschnittliche Kopfumfang der Neugeborenen der adipösen Mütter (BMI ≥ 30,00 kg/m²) signifikant zu (Tab. 9).

Bei Gliederung des Geburtsgewichtes in 9 Gruppen vergrößern sich die Anteile der Gruppen ab 3500 g bei den adipösen (BMI ≥ 30,00 kg/m²) im Vergleich zu den normalgewichtigen Müttern (BMI 18,50 – 24,99 kg/m²) stark und statistisch signifikant (Abb. 36). Bei den adipösen Müttern nehmen die Anteile der Gruppen ab 4000 g Gewicht, einer Makrosomie entsprechend, von den mäßig adipösen (30,00 – 34,99 kg/m²) bis zu den extrem adipösen Müttern (BMI ≥ 40,00 kg/m²) stetig zu. Dabei steigt die Makrosomierate im Vergleich zu den normalgewichtigen Müttern von 9,9% auf 24,8% an.

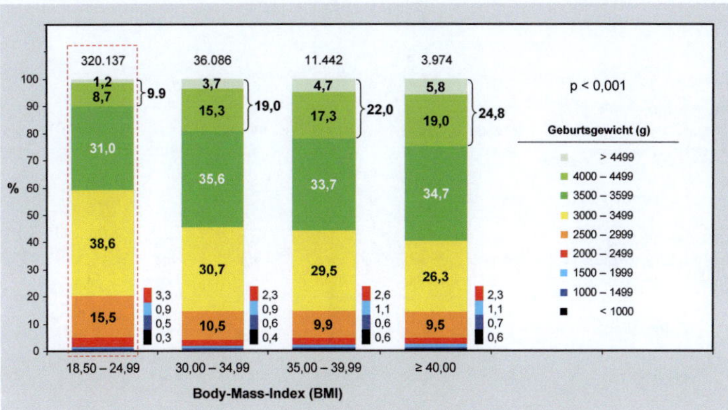

Abb. 36 Geburtsgewichte (9 Gruppen) nach BMI-Gruppen

3.4.7 Somatische Klassifikation der Neugeborenen nach Geburtsgewicht und Schwangerschaftsdauer

- **Neonatale Hypertrophie/Makrosomie**
- **Neonatale Hypotrophie**

In der Tab. 10 sind die Ergebnisse der somatischen Klassifikation der Neugeborenen nach Geburtsgewicht und Schwangerschaftsdauer unter Berücksichtigung des maternalen BMI (4 Gruppen) dargestellt. Die neonatale Hypertrophie-/Makrosomierate nimmt statistisch signifikant von 7,9% (normalgewichtige Mütter: BMI 18,50 – 24,99 kg/m²) auf 23,0% (extrem adipöse Mütter: BMI ≥ 40,00 kg/m²) zu. Nach Ausschluss aller Mütter mit Schwangerschaftskomplikationen verändert sich die Rate nur geringfügig. Die neonatale Hypotrophierate nimmt mit steigendem BMI von 10,3% (normalgewichtige Mütter: BMI 18,50 – 24,99 kg/m²) bis 6,3% (extrem adipöse Mütter: BMI ≥ 40,00 kg/m²) ab.

Tab. 10 Klassifikation der Neugeborenen nach Geburtsgewicht und Schwangerschaftsdauer unter Berücksichtigung des BMI der Mütter (4 Gruppen)

Neugeborene	*BMI-Gruppen*							
	18,50 – 24,99		30,00 – 34,99		35,00 – 39,99		≥ 40,00	
	n	%	n	%	n	%	n	%
hypertrophe Übertragene	448	**0,1**	133	**0,4**	43	**0,4**	23	**0,6**
hypertrophe Termingeborene	23.320	**7,3**	5.434	**15,1**	2.070	**18,1**	816	**20,5**
hypertrophe Frühgeborene	1.610	**0,5**	360	**1,0**	150	**1,3**	74	**1,9**
Σ hypertroph		**7,9** (7,9)		**16,5** (15,3)		**19,8** (18,6)		**23,0** (24,8)
eutrophe Übertragene	4.810	**1,5**	815	**2,3**	261	**2,3**	90	**2,3**
eutrophe Termingeborene	240.880	**75,2**	25.060	**69,4**	7.534	**65,7**	2.514	**63,2**
eutrophe Frühgeborene	16.360	**5,1**	1.708	**4,7**	591	**5,2**	205	**5,2**
Σ eutroph		**81,8** (83,3)		**76,4** (78,3)		**73,2** (75,4)		**70,7** (72,8)
hypotrophe Übertragene	626	**0,2**	76	**0,2**	19	**0,2**	4	**0,1**
hypotrophe Termingeborene	30.352	**9,5**	2.252	**6,2**	675	**5,9**	214	**5,3**
hypotrophe Frühgeborene	1.831	**0,6**	248	**0,7**	99	**0,9**	34	**0,9**
Σ hypotroph		**10,3** (8,8)		**7,1** (6,4)		**7,0** (6,0)		**6,3** (2,4)
gesamt	**320.137**	100,0	**36.086**	100,0	**11.442**	100,0	**3.974**	100,0
( ) Neugeborene von Müttern ohne Schwangerschaftskomplikationen				$p < 0{,}001$				

Die Hypertrophie-/Makrosomierate der Neugeborenen der Raucherinnen veringert sich gegenüber den Neugeborenen der Nichtraucherinnen unter den Müttern der Adipositasgruppen um 6,9% (mäßig adipöse Mütter: BMI 30,00 – 34,99 kg/m²) bis 9,0% (extrem adipöse Mütter: BMI ≥ 40,00 kg/m²). Dagegen steigt die Hypotrophierate der Neugeborenen der Raucherinnen im Vergleich zu den Neugeborenen der Nichtraucherinnen unter den Müttern an (Tab. 11/12).

Tab. 11 Klassifikation der Neugeborenen nach Geburtsgewicht und Schwangerschaftsdauer unter Berücksichtigung des BMI der Mütter (4 Gruppen) • Raucherinnen •

Neugeborene	BMI-Gruppen							
	18,50 – 24,99		30,00 – 34,99		35,00 – 39,99		≥ 40,00	
	n	%	n	%	n	%	n	%
hypertrophe Übertragene	31	**0,1**	17	**0,3**	8	**0,4**	4	**0,6**
hypertrophe Termingeborene	1.448	**3,5**	543	**9,3**	229	**11,5**	99	**13,7**
hypertrophe Frühgeborene	156	**0,4**	53	**0,9**	21	**1,1**	14	**1,9**
Σ hypertroph		**4,0 (- 4,4)**		**10,5 (- 6,9)**		**13,0 (- 7,9)**		**16,2 (- 9,0)**
eutrophe Übertragene	578	**1,4**	145	**2,5**	38	**1,9**	19	**2,6**
eutrophe Termingeborene	28.577	**68,8**	4.067	**69,3**	1.345	**67,7**	487	**67,4**
eutrophe Frühgeborene	2.658	**6,4**	312	**5,3**	110	**5,5**	37	**5,1**
Σ eutroph		**76,6**		**77,1**		**75,1**		**75,1**
hypotrophe Übertragene	143	**0,3**	19	**0,3**	8	**0,4**	2	**0,3**
hypotrophe Termingeborene	7.461	**18,0**	659	**11,2**	203	**10,2**	58	**8,0**
hypotrophe Frühgeborene	440	**1,1**	50	**0,9**	25	**1,3**	3	**0,4**
Σ hypotroph		**19,4 (+ 10,4)**		**12,4 (+ 6,2)**		**11,9 (+ 5,9)**		**8,7 (+ 3,1)**
gesamt	**41.492**	100,0	**5.865**	100,0	**1.987**	100,0	**723**	100,0
	p < 0,001							

Tab. 12 Klassifikation der Neugeborenen nach Geburtsgewicht und Schwangerschaftsdauer unter Berücksichtigung des BMI der Mütter (4 Gruppen) • Nichtraucherinnen •

Neugeborene	BMI-Gruppen							
	18,50 – 24,99		30,00 – 34,99		35,00 – 39,99		≥ 40,00	
	n	%	n	%	n	%	n	%
hypertrophe Übertragene	332	**0,1**	104	**0,4**	32	**0,4**	16	**0,6**
hypertrophe Termingeborene	18.386	**7,8**	4.116	**16,0**	1.548	**19,2**	623	**22,6**
hypertrophe Frühgeborene	1.243	**0,5**	263	**1,0**	106	**1,3**	54	**2,0**
Σ hypertroph		**8,4**		**17,4**		**20,9**		**25,2**
eutrophe Übertragene	3.548	**1,5**	557	**2,2**	193	**2,4**	57	**2,1**
eutrophe Termingeborene	179.674	**76,1**	17.861	**69,6**	5.289	**65,7**	1.710	**62,0**
eutrophe Frühgeborene	11.682	**5,0**	1.191	**4,6**	406	**5,0**	142	**5,1**
Σ eutroph		**82,6**		**76,4**		**73,1**		**69,2**
hypotrophe Übertragene	398	**0,2**	47	**0,2**	7	**0,1**	2	**0,1**
hypotrophe Termingeborene	19.481	**8,3**	1.364	**5,3**	410	**5,1**	128	**4,6**
hypotrophe Frühgeborene	1.179	**0,5**	174	**0,7**	64	**0,8**	26	**0,9**
Σ hypotroph		**9,0**		**6,2**		**6,0**		**5,6**
gesamt	**235.923**	100,0	**25.677**	100,0	**8.055**	100,0	**2.758**	100,0
	p < 0,001							

4 Diskussion

Aus den Ergebnissen der vorliegenden Untersuchungen wird ersichtlich, dass eine zu Beginn der Schwangerschaft vorhandene Adipositas mit bestimmten, unterschiedlich ausgeprägten Risiken für die werdende Mutter und das sich in utero entwickelnde Kind verbunden ist. Die Zusammenhänge zwischen diesen Risiken und der maternalen Adipositas lassen sich mithilfe des BMI quantifizieren und damit auch statistisch sichern.

Anhand der Studienresultate wird im Kapitel 4.1 auf maternale Risiken der Adipositas in der Schwangerschaft eingegangen. Im Kapitel 4.2 werden die Arbeitsergebnisse erörtert, die sich auf fetale/neonatale Risiken der Adipositas in der Schwangerschaft beziehen. Im Rahmen der Studie untersuchte maternale Einflussgrößen für den BMI bzw. die Adipositas, die deren Risiken steigern können, sind im Kapitel 4.3 dargelegt. Aus den Resultaten der eigenen Untersuchungen ergeben sich verschiedene Schlussfolgerungen, die im Kapitel 5 behandelt werden.

4.1 Maternale Risiken der Adipositas in der Schwangerschaft

Als maternale Risiken der Adipositas stehen bestimmte schwangerschaftsassoziierte Erkrankungen im Vordergrund, wobei es sich entweder um schon präkonzeptionell vorhandene oder spezifische, erst während der Schwangerschaft entstandene Erkrankungen handelt.

4.1.1 Maternale Adipositas und schwangerschaftsassoziierte Erkrankungen

Hypertonie – präkonzeptionelle chronische Hypertonie, schwangerschaftsinduzierte Hypertonie (SIH) und Präeklampsie/Eklampsie

Im Ergebnis der vorliegenden Studie (Tab. 5 und Tab. 6, Katalog B des PBE) bestätigt sich der bekannte enge Zusammenhang zwischen der maternalen Adipositas (BMI $\geq$ 30,00 kg/m^2) und der Hypertonie. Dabei gehen in das Schwangerschaftsrisiko Hypertonie sowohl die *präkonzeptionelle chronische Hypertonie* als auch die *schwangerschaftsinduzierte Hypertonie* (SIH) ein.

Aus den Untersuchungen von SEBIRE *et al.* (2001b), RAATIKAINEN *et al.* (2006) und SUKALICH *et al.* (2006) ging hervor, dass die Prävalenz der präkonzeptionellen chronischen Hypertonie bei den adipösen (BMI $\geq$ 30 kg/m^2) statistisch signifikant höher lag als bei den normalgewichtigen Schwangeren (< 25 kg/m^2). CALLAWAY *et al.* (2006) wiesen im Vergleich zu den Schwangeren mit normalem Gewicht (BMI $\leq$ 25 kg/m^2) von den übergewichtigen (25 < BMI < 30 kg/m^2) bis zu den extrem adipösen Schwangeren (BMI > 40 kg/m²) kontinuierlich und signifikant ($p < 0{,}001$) zunehmende Prävalenzraten der chronischen Hypertonie nach.

In den eigenen Untersuchungen (Tab. 5 und Tab. 6, Katalog B des PBE) liegt der durchschnittliche Anteil der Hypertonie bei den adipösen Schwangeren (BMI ≥ 30,00 kg/m²) höher als bei denen mit normalem Gewicht (BMI 18,50 – 24,99 kg/m²). Er nimmt mit steigendem BMI stetig zu. Die mäßig adipösen Schwangeren (BMI 30,00 – 34,99 kg/m²) erreichen mit 7,1% einen ca. 6-mal, die stark adipösen Schwangeren (BMI 35,00 – 39,99 kg/m²) mit 12,5% einen ca. 10-mal und die extrem adipösen Schwangeren (BMI ≥ 40,00 kg/m²) mit 18,3% einen ca. 15-mal höheren Anteil der Hypertonie als die normalgewichtigen Schwangeren (1,2%).

Ähnliches gilt für die *Präeklampsie* (synonym: Gestose; Tab. 5 und Tab. 7, Katalog C des PBE), eine schwangerschaftsspezifische Erkrankung, die durch eine Hypertonie, eine pathologische Proteinurie (Katalog B des PBE) und (fakultativ) mittelgradige bis schwere Ödeme (Katalog B des PBE) gekennzeichnet ist und als *Eklampsie* oder als HELPP-Syndrom besonders schwer verlaufen kann. Die Schwangeren mit mäßig ausgeprägter Adipositas (BMI 30,00 – 34,99 kg/m²) entwickeln durchschnittlich ca. 4,5-mal (7,1%), die Schwangeren mit stark ausgeprägter Adipositas (BMI 35,00 – 39,99 kg/m²) ca. 7,5-mal (12,2%) und die Schwangeren mit extrem ausgepägter Adipositas (BMI ≥ 40,00 kg/m²) sogar ca. 11-mal häufiger (17,8%) als die normalgewichtigen Schwangeren (BMI 18,50 – 24,99 kg/m²; 1,6%) eine Präeklampsie bzw. Eklampsie. Auf analoge Weise vergrößern sich die Anteile der krankheitsrelevanten Symptome pathologische Proteinurie und mittelgradige/schwere Ödeme bei den adipösen Schwangeren mit Anstieg des BMI (Tab. 5 und Tab. 6, Katalog B des PBE).

Die Adipositas disponiert für hypertensive Schwangerschaftserkrankungen (HES) bzw. die Entwicklung einer Präeklampsie (STEINHARD UND KLOCKENBUSCH 1999, DEKKER UND SIBAI 2001, RATH 2005). In den westeuropäischen Ländern ist in 5% – 8% aller Schwangerschaften mit HES zu rechnen, wobei es sich zu etwa 30% um eine chronische Hypertonie und zu 70% um eine SIH oder eine Präeklampsie handelt. Darüber hinaus stellt die Primiparität einen relevanten Risikofaktor für HES bzw. die Ausbildung einer Präeklampsie dar (JANSEN *et al.* 2003, OSTLUND *et al.* 2004, RODE *et al.* 2005). Bis zu 10% der Primiparae sind von einer Präeklampsie betroffen. Erstgebärende mit Präeklampsie neigen dazu, später eine chronische Hypertonie zu entwickeln (SIBAI *et al.* 1986, RATH 2005), die bei nachfolgenden Schwangerschaften für eine Präeklampsie (STEINHARD UND KLOCKENBUSCH 1999, DEKKER UND SIBAI 2001, RATH 2005) und einen GDM (BRIESE 2005) disponiert. Eine SIH gilt auch als ein Risikofaktor für einen GDM (BRIESE 2005). Außerdem tendieren Schwangere mit SIH bzw. Präeklampsie zur späteren Ausbildung eines metabolischen Syndroms (POUTA *et al.* 2004).

Schwangere mit HES, insbesondere mit Präeklampsie sind sowohl durch eine hohe maternale als auch perinatale Mortalität (NATIONAL HIGH BLOOD PRESSURE EDUCATION PROGRAM WORKING GROUP ON HIGH BLOOD PRESSURE IN PREGNANCY 2000) gefährdet. Frühgeburtlichkeit und IUGR werden durch HES bzw. eine Präeklampsie begünstigt (CLAUSSON *et al.* 1998, RASMUSSEN UND IRGENS 2003, ROBERTS *et al.* 2005, ANANTH UND VINTZILEOS 2006).

Diabetes mellitus – präkonzeptioneller Diabetes mellitus und Gestationsdiabetes (GDM)

Bekanntlich besteht auch ein enger Zusammenhang zwischen der maternalen Adipositas (BMI ≥ 30,00 kg/m²) und dem Diabetes mellitus (Tab. 5 und Tab. 6, Katalog A des PBE). Nach Untersuchungen von SEBIRE *et al.* (2001b), RAATIKAINEN *et al.* (2006) und ABENHAIM *et al.* (2007) lag die Prävalenz des bereits präkonzeptionell bestehenden Diabetes mellitus bei den adipösen (BMI ≥ 30 kg/m²) bzw. den extrem adipösen Schwangeren (BMI ≥ 40 kg/m²) statistisch signifikant höher als bei den Schwangeren mit normalem Gewicht (BMI < 25 kg/m²). CALLAWAY *et al.* (2006) fanden gegenüber den normalgewichtigen Frauen (BMI ≤ 25 kg/m²) von den übergewichtigen (25 < BMI ≤ 30 kg/m²) bis zu den extrem adipösen Frauen (BMI > 40 kg/m²) sukzessive und signifikant (p < 0,001) steigende Prävalenzraten des präkonzeptionellen Typ-2-Diabetes.

Aus der vorliegenden Studie geht hervor (Tab. 5 und Tab. 6, Katalog A des PBE), dass der Anteil des *präkonzeptionellen Diabetes* mellitus bei den adipösen (BMI ≥ 30,00 kg/m²) deutlich größer ist als bei den normalgewichtigen Schwangeren (BMI 18,50 – 24,99 kg/m²) und mit zunehmendem BMI anwächst. Analog verhält sich der *GDM* (Tab. 5 und Tab. 6, Katalog B des PBE). Die durchschnittlichen Anteile des präkonzeptionellen Diabetes mellitus und des GDM liegen gegenüber den normalgewichtigen Schwangeren (0,2% bzw. 0,4%) bei den mäßig adipösen Schwangeren (BMI 30,00 – 34,99 kg/m²) ca. 4-mal (0,8% bzw. 1,5%), bei den stark adipösen Schwangeren (BMI 35,00 – 39,99 kg/m²) ca. 6-mal (1,2% bzw. 2,4%) und bei den extrem adipösen Schwangeren (BMI ≥ 40,00 kg/m²) ca. 9-mal höher (1,8% bzw. 3,8%).

Folglich disponiert die Adipositas für einen GDM (NUCCI *et al.* 2001, SEBIRE *et al.* 2001b, BRIESE 2005), insbesondere bei massiver Ausprägung (BMI ≥ 40 kg/m²) (KUMARI 2001, GROSSETTI *et al.* 2004, CALLAWAY *et al.* 2006, ABENHAIM *et al.* 2007).

Im Gegensatz zu den bereits präkonzeptionell vorhandenen Formen des Diabetes mellitus (Typ-1-Diabetes, Typ-2-Diabetes und seltene Sonderformen) ist der GDM eine spezifische, erst in der Schwangerschaft aufgetretene bzw. entdeckte Glukosetoleranzstörung (KJOS UND BUCHANAN 1999, SCHÄFER-GRAF 2004). In Deutschland kommt ein manifester Typ-1-Diabetes bei 0,5%

bis 1,0% aller Schwangeren vor (BRIESE 2005). Die Prävalenz des GDM liegt mit > 10% sehr hoch (PLAGEMANN 2003). Da in den Mutterschaftsrichtlinien bis dato kein generelles Glukoseintoleranzscreening für alle Schwangeren mithilfe des oralen Glukosetoleranz-Tests (oGTT) vorgesehen ist, wird ein GDM zumeist nicht bzw. nicht frühzeitig erfasst und entgeht dadurch einer erforderlichen Behandlung (PLAGEMANN 2003). Die o.g. niedrigen Zahlen für die Prävalenz des GDM lassen deutlich erkennen, dass selbst das in Deutschland übliche selektive GDM-Screening nur unzureichend durchgeführt wurde. Mangelhaft ist auch der Grad der Erfassung eines präkonzeptionellen Diabetes mellitus.

Mehr als die Hälfte aller gestationsdiabetischen Frauen hat in einer nachfolgenden Schwangerschaft wiederum mit einem GDM zu rechnen (MAJOR *et al.* 1998). Bei einem Teil der Frauen mit GDM persistiert der Diabetes nach der Schwangerschaft (SCHÄFER-GRAF *et al.* 1998) oder wird wenige Jahre später überwiegend als Typ-2-Diabetes manifest (KJOS *et al.* 1995, KAUTZKY-WILLER UND WINZER 2002, LAUENBORG *et al.* 2004, BRIESE 2005). Wie Schwangere mit präkonzeptionellem Diabetes mellitus (STEINHARD UND KLOCKENBUSCH 1999, DEKKER UND SIBAI 2001, BRIESE 2005, RATH 2005) neigen Schwangere mit GDM (VAMBERGUE UND FONTAINE 1997, STEINHARD UND KLOCKENBUSCH 1999, WEISS *et al.* 1999, DEKKER UND SIBAI 2001, BRYSON *et al.* 2003, OSTLUND *et al.* 2004, YOGEV *et al.* 2004, MONTORO *et al.* 2005, RATH 2005) zur Ausbildung einer SIH bzw. einer Präeklampsie. Außerdem begünstigt ein GDM die spätere Entwicklung eines metabolischen Syndroms (BO *et al.* 2004, LAUENBORG *et al.* 2005).

Die maternale Adipositas und der Diabetes mellitus sind unabhängige Risikofaktoren für eine Adipositas und einen Typ-2-Diabetes bei der Nachkommenschaft. Die Nachkommen von stoffwechselmäßig unzureichend eingestellten diabetischen bzw. gestationsdiabetischen Frauen haben erheblich erhöhte Risiken für eine Adipositas und einen Typ-2-Diabetes (PLAGEMANN *et al.* 1997, WEISS *et al.* 1999, LINDSAY *et al.* 2000, SCHÄFER-GRAF *et al.* 2005, DABELEA 2007), die sich bereits im Kindes- und Jugendalter einstellen können.

4.1.2 Hoher maternaler BMI als Risikofaktor für schwangerschaftsabhängige Erkrankungen

Es gibt eine große Zahl von aktuellen Untersuchungen, die den Assoziationen zwischen dem maternalen BMI und den Risiken

- für HES bzw. die Ausbildung einer Präeklampsie (SAFTLAS *et al.* 2000, BAETEN *et al.* 2001, HRAZDILOVA *et al.* 2001, KUMARI 2001, NUCCI *et al.* 2001, SEBIRE *et al.* 2001b, JANSEN *et al.* 2003, JENSEN *et al.* 2003, CEDERGREN 2004, GROSSETTI *et al.* 2004, WEISS *et al.* 2004, BODNAR *et al.* 2005, RODE *et al.* 2005, CALLAWAY *et al.* 2006, FREDERICK *et al.* 2006, LEENERS *et al.* 2006, RAATIKAINEN *et al.* 2006, SUKALICH *et al.* 2006, ABENHAIM *et al.* 2007, BHATTACHARYA *et al.* 2007, DRIUL *et al.* 2008) sowie
- für einen GDM (BAETEN *et al.* 2001, KUMARI 2001, NUCCI *et al.* 2001, SEBIRE *et al.* 2001b, GROSSETTI *et al.* 2004, WEISS *et al.* 2004, CALLAWAY *et al.* 2006, SUKALICH *et al.* 2006, ABENHAIM *et al.* 2007) nachgingen.

Einzelne Autoren (HRAZDILOVA *et al.* 2001, JANSEN *et al.* 2003, CEDERGREN 2004, CALLAWAY *et al.* 2006, ABENHAIM *et al.* 2007) wiesen den BMI-abhängigen Charakter der bestehenden Zusammenhänge zwischen der maternalen Adipositas und den schwangerschaftsbedingten Erkrankungen SIH, Präeklampsie und GDM differenziert und statistisch gesichert nach.

Sowohl das Risiko für die Entwicklung einer Präeklampsie als auch die Risiken für eine Hypertonie und eine Proteinurie als deren charakteristische Symptome vergrößerten sich mit zunehmendem prägraviden BMI statistisch signifikant (logistische Regressionsanalyse; $p < 0{,}001$) (HRAZDILOVA *et al.* 2001).

Eine prospektive Kohortenstudie (CEDERGREN 2004), der im Schwedischen Medizinischen Geburtenregister erfasste Daten von 805.275 (972.806) Einlingsschwangerschaften der Jahre 1992 – 2001 zugrunde lagen, ging vor allem den Schwangerschaftsrisiken bei extrem adipösen Frauen (BMI > 40 kg/m^2) nach. Dabei zeigte sich, dass das Risiko für eine Präeklampsie gegenüber den normalgewichtigen (BMI 19,8 – 26 kg/m^2; n = 535.900) bei den adipösen Frauen mit Anstieg des BMI kontinuierlich und statistisch signifikant wuchs: bei den Frauen mit einem BMI von 29,1 – 35 kg/m^2 (n = 69.143) mehr als 2-fach (aOR 2,62), bei denen mit einem BMI von 35,1 – 40 kg/m^2 (n = 12.698) fast 4-fach (aOR 3,90) und bei denen mit einem BMI > 40 kg/m^2 (n = 3.480) fast 5-fach (aOR 4,82).

Bei Untersuchungen zum Einfluss des prägraviden BMI und der Parität auf die Entstehung verschiedener hypertensiver Komplikationen in der Schwangerschaft (JANSEN *et al.* 2003) wiesen die übergewichtigen Nulliparae ($25 \leq$ BMI < 30 kg/m^2) gegenüber den Nulliparae mit

Normgewicht (18,5 < BMI < 25 kg/m²) statistisch signifikant erhöhte Risiken für eine SIH (aOR 1,77) und die Entwicklung einer Präeklampsie (aOR 1,53) auf. Die Risiken stiegen bei den adipösen Nulliparae (BMI ≥ 30 kg/m²) weiter an (aOR 2,90 bzw. aOR 2,46). Demzufolge – so die Autoren – ist ein prägravider BMI ≥ 25 kg/m² ein Risikofaktor für eine SIH bzw. die Ausbildung einer Präeklampsie, wobei dies nur für Erst-, nicht jedoch für Mehrgebärende gilt.

In einer prospektiven Kohortenstudie (n = 1.179 Primiparae) konnten BODNAR *et al.* (2005) mithilfe einer MLR nachweisen, dass das Risiko für die Entwicklung einer Präeklampsie im BMI-Bereich von 15 – 30 kg/m² mit anwachsendem prägraviden BMI stetig und statistisch signifikant zunahm. Gegenüber den Frauen mit einem BMI von 21 kg/m² verdoppelte es sich (aOR 2,1) bei den Frauen mit einem BMI von 26 kg/m² und verdreifachte sich nahezu (aOR 2,9) bei denen mit einem BMI von 30 kg/m². Vergleichsweise war das Risiko bei den Frauen mit einem BMI von 19 kg/m² 33% (aOR 0,66) und bei denen mit einem BMI von 17 kg/m² 57% niedriger (aOR 0,43).

Es spannt sich quasi ein Bogen zu den adipösen Frauen (BMI ≥ 30 kg/m²), deren Risiken für HES bzw. die Ausbildung einer Präeklampsie sich mit steigendem BMI sukzessive vergrößerten und zwar nachgewiesenermaßen bis in den BMI-Bereich > 40 kg/m² (CEDERGREN 2004, CALLAWAY *et al.* 2006, ABENHAIM *et al.* 2007).

In einer aus Australien stammenden Studie (CALLAWAY *et al.* 2006) bei 11.252 Frauen mit einer Einlingsschwangerschaft nahmen bei den übergewichtigen/adipösen Frauen die Risiken sowohl für HES als auch einen GDM mit steigendem prägraviden BMI gegenüber den normalgewichtigen Frauen (BMI 20,01 – 25,00 kg/m²) stetig und statistisch signifikant (p < 0,001) wie folgt zu:

	BMI 25,01 – 30,00 kg/m²	BMI 30,01 – 40,00 kg/m²	BMI ≥ 40,01 kg/m²
HES	aOR 1,74	aOR 3,00	aOR 4,87
GDM	aOR 1,78	aOR 2,95	aOR 7,44

Aus einer retrospektiven kanadischen Kohortenstudie (ABENHAIM *et al.* 2007), die 18.643 Schwangere einschloss, ging hervor, dass sich die Risiken für eine SIH und eine Präeklampsie sowie einen GDM im Vergleich zu den normalgewichtigen (BMI 20 – 24,9 kg/m²) bei den übergewichtigen/adipösen Schwangeren mit Zunahme des prägraviden BMI wie folgt kontinuierlich und statistisch signifikant (logistische Regressionsanalyse) vergrößerten:

	BMI 25 – 29,9 kg/m²	BMI 30 – 39,9 kg/m²	BMI ≥ 40 kg/m²
SIH	aOR 1,56	aOR 2,01	aOR 2,77
Präeklampsie	aOR 2,28	aOR 4,65	aOR 6,26
GDM	aOR 1,89	aOR 3,22	aOR 4,71

VILLAMOR UND CNATTINGIUS (2006) konnten in prospektiven Untersuchungen (n = 151.025 Frauen) nachweisen, dass sich sogar Veränderungen im maternalen BMI zwischen den ersten zwei aufeinander folgenden Einlingsschwangerschaften auf die Risiken für eine SIH, eine Präeklampsie und einen GDM auswirkten. Wenn der BMI im Vergleich zu Frauen, deren BMI sich nur um 1 Einheit veränderte, im Verlauf von durchschnittlich 2 Jahren um ≥ 3 Einheiten anwuchs, stiegen die Risiken für eine SIH (aOR 1,76), eine Präeklampsie (aOR 1,78) und einen GDM (aOR 2,09) statistisch signifikant an. Sie vergrößerten sich mit steigendem BMI zwischen den Schwangerschaften linear (p Trends < 0,0001). Analoge Befunde wurden bei anfangs normalgewichtigen Frauen erhoben.

In Übereinstimmung mit den aktuellen Studienergebnissen der genannten Autoren zeigen die Resultate der eigenen Untersuchungen folgendes:

- Die Adipositas (BMI ≥ 30,00 kg/m²) ist nicht nur ein Risiko für bestimmte präkonzeptionelle Krankheiten (chronische Hypertonie, Diabetes mellitus), sie stellt auch ein Risiko für schwangerschaftsspezifische Erkrankungen, wie SIH, Präeklampsie/Eklampsie und GDM, sowie Folgeerkrankungen (chronische Hypertonie, Typ-2-Diabetes, metabolisches Syndrom und koronare Herzkrankheit) dar.

- Mit steigendem BMI, d.h. von Kategorie 1 (BMI 30,00 – 34,99 kg/m²) über Kategorie 2 (35,00 – 39,99 kg/m²) zu Kategorie 3 (BMI ≥ 40,00 kg/m²), vergrößern sich bei den adipösen gegenüber den normalgewichtigen Schwangeren (BMI 18,50 – 24,99 kg/m²) sukzessive die Risiken für schwangerschaftsassoziierte Erkrankungen.

- Ein hoher maternaler BMI zu Beginn einer Schwangerschaft ist ein unabhängiger, klinisch relevanter Risikofaktor für schwangerschaftsassoziierte Erkrankungen. Mit zunehmender Höhe des BMI wächst das Erkrankungsrisiko.

4.2 Fetale/neonatale Risiken der Adipositas in der Schwangerschaft

Die Adipositas in der Schwangerschaft bringt neben erhöhten maternalen auch gesteigerte fetale/neonatale Risiken mit sich.

4.2.1 Aborte

Aus den eigenen Untersuchungen folgt, dass den Schwangerschaften vorausgegangene Aborte statistisch signifikant häufiger mit den Frauen der Adipositasgruppen (BMI ≥ 30,00 kg/m²) als mit den normalgewichtigen Frauen (BMI 18,50 – 24,99 kg/m²) assoziiert sind (Abb. 27).

Nach einer finnischen Studie (RAATIKAINEN *et al.* 2006), die insgesamt 25.601 Einlingsschwangerschaften einschloss, waren sowohl bei den übergewichtigen (BMI 26 – 29 kg/m²; n = 3.388) als auch bei den adipösen Frauen (BMI ≥ 30 kg/m²; n = 1.880) den Schwangerschaften vorausgegangene, belastende geburtshilfliche Ereignisse statistisch signifikant häufiger als bei den normalgewichtigen Frauen (BMI ≤ 25 kg/m²), d.h. Aborte (jeweils $p < 0{,}001$), Abbrüche ($p < 0{,}005$ bzw. $p < 0{,}001$) oder fetale Todesfälle (jeweils $p < 0{,}001$). Zwischen den übergewichtigen und den adipösen Frauen fanden sich keine signifikanten Unterschiede. Im Übrigen erwies sich mittels MLR, dass der anamnestischen Belastung mit einem Abort ein hoher prädiktiver Wert für einen perinatalen Tod zukam (aOR 2,0; $p < 0{,}001$).

Aus einer Fall-Kontroll-Studie (LASHEN *et al.* 2004), der 1.644 adipöse (BMI > 30 kg/m²) und 3.288 normalgewichtige Primiparae (BMI 19 – 24,9 kg/m²) zugrunde lagen, ergab sich, dass gegenüber den normalgewichtigen bei den adipösen Frauen nach natürlicher Konzeption nicht nur vorausgegangene Frühaborte (6 – 12 SSW) statistisch signifikant häufiger waren, sondern auch vorausgegangene, rekurrierende Frühaborte, d.h. mehr als 3 aufeinander folgende Aborte < 12 SSW (OR 1,2; $p = 0{,}04$ bzw. OR 3,5; $p = 0{,}04$), nicht jedoch vorausgegangene Spätaborte (12 – 24 SSW).

Eine Metaanalyse, die alle relevanten Publikationen zum Sachverhalt bis 2006 systematisch erfasste (Medline, Embase) und daraufhin 16 Studien einschloss (METWALLY *et al.* 2007), zeigte, dass die übergewichtigen und adipösen Frauen (BMI ≥ 25 kg/m²) statistisch signifikant höhere odds ratios (mittlere OR 1,67) für einen Abort < 20 SSW hatten als die normalgewichtigen Frauen (BMI < 25 kg/m²). Die maternale Adipositas erhöhte das allgemeine Risiko für einen Abort, bezüglich ihrer Auswirkungen auf die Abortrate in spezifischen Subgruppen (nach assistierter Konzeption) waren die Studienergebnisse jedoch nicht hinreichend sicher.

Demnach stellt die maternale Adipositas einen Risikofaktor für einen Spontanabort dar.

4.2.2 Totgeburten

Nach den vorliegenden Studienresultaten sind den Schwangerschaften vorausgegangene Totgeburten statistisch signifikant häufiger mit den Frauen der Adipositasgruppen (BMI ≥ 30,00 kg/m²) als mit den normalgewichtigen Frauen (BMI 18,50 – 24,99 kg/m²) verknüpft (Abb. 28). Die Totgeburtenrate (Apgar-Wert 1' p.n. = 0) vergrößert sich gegenüber den normalgewichtigen Frauen (BMI 18,50 – 24,99 kg/m²) mit Zunahme des BMI statistisch signifikant von 0,2% auf 0,5% (extrem adipöse Frauen: BMI ≥ 40,00 kg/m²) (Tab. 8).

Nach Untersuchungen von CNATTINGIUS *et al.* (1998), STEPAHANSSON *et al.* (2001) und CEDERGREN (2004) ist die maternale Adipositas ein unabhängiger Risikofaktor für einen späten fetalen Tod, wobei das Risiko mit anwachsendem BMI steigt.

In einer prospektiven, schwedischen Kohortenstudie (CEDERGREN 2004), die 805.275 Einlingsgeburten umfasste, wuchs das Risiko für einen späten fetalen Tod im Vergleich zu den normalgewichtigen (BMI 19,8 – 26,0 kg/m²) bei den adipösen Frauen mit zunehmendem BMI wie folgt statistisch signifikant an:

BMI 29,1 – 35,0 kg/m²	aOR 1,79
BMI 35,1 – 40,0 kg/m²	aOR 1,99
BMI > 40,0 kg/m²	aOR 2,79.

Aus einer Fall-Kontroll-Studie (STEPHANSSON *et al.* 2001), die 649 Frauen mit einem späten fetalen Tod einschloss (Kontrollen: 690 Nulliparae), ging hervor, dass sich das Risiko für einen späten fetalen Tod gegenüber den untergewichtigen Frauen (BMI ≤ 19 kg/m²) mit zunehmendem BMI wie folgt statistisch signifikant vergrößerte:

normalgewichtige Frauen	BMI 20,0 – 24,9 kg/m²	aOR 1,2
übergewichtige Frauen	BMI 25,0 – 29,9 kg/m²	aOR 1,9
adipöse Frauen	BMI ≥ 30,0 kg/m²	aOR 2,1.

Die Befunde anderer Autoren stimmten damit in Bezug auf das Ausmaß einer statistisch signifikanten Zunahme des Risikos für eine Totgeburt bei den adipösen gegenüber den normalgewichtigen Frauen (BMI ≤ 24,9 kg/m²) weitgehend überein:

BHATTACHARYA *et al.* (2007)	BMI 30 – 34,9 kg/m²	aOR 1,8
KRISTENSEN *et al.* (2005)	BMI ≥ 30 kg/m²	aOR 2,8.

In der schwedischen Kohortenstudie (n = 167.750 Einlingsgeburten) von CNATTINGIUS *et al.* (1998) war im Vergleich zu den untergewichtigen (BMI < 20 kg/m²) bei den normalgewichtigen

Nulliparae (BMI 20 – 24,9 kg/m²) das Risiko für einen späten fetalen Tod verdoppelt (aOR 2,2), bei den übergewichtigen Nulliparae (BMI 25 – 29,9 kg/m²) verdreifacht (aOR 3,2) und bei den adipösen Nulliparae (BMI ≥ 30 kg/m²) sogar vervierfacht (aOR 4,3). Dagegen war unter den Multiparae das Risiko für einen späten fetalen Tod nur bei den adipösen gegenüber den untergewichtigen Multiparae statistisch signifikant erhöht (aOR 2,0).

NOHR *et al.* (2005) konnten in einer Kohortenstudie (Danish National Birth Cohort; n = 54.505 Frauen) nachweisen, dass im Vergleich zu den normalgewichtigen (BMI 18,5 – 24,9 kg/m²) bei den adipösen Frauen (BMI ≥ 30,0 kg/m²) das Risiko für einen fetalen Tod mit steigendem Gestationsalter, d.h. ausgehend von den SSW 14 – 19 (hazard ratio HR 1,6) über die SSW 20 – 27 (HR 1,9), 28 – 36 (HR 2,1) und 37 – 39 (HR 3,5) bis zu den SSW ≥ 40 (HR 4,6), kontinuierlich und statistisch signifikant zunahm. Für die übergewichtigen Frauen (BMI 25,0 – 29,9 kg/m²) wurde bei ähnlichem Trend nach 40 SSW eine HR von 2,9 ermittelt. Die Risikoveränderungen waren weder Adipositas-assoziierten maternalen Erkrankungen noch dem Gewichtsanstieg in der Schwangerschaft zuzuschreiben.

Einer prospektiven Kohortenstudie (VILLAMOR UND CNATTINGIUS 2006) zufolge, der Daten des schwedischen Geburtenregisters (n = 151.025) zugrunde lagen, können sich auch Veränderungen im maternalen BMI zwischen den ersten zwei aufeinander folgenden Einlingsschwangerschaften auf das Risiko für eine Totgeburt (definiert als später fetaler Tod) auswirken. Eine Zunahme des BMI um ≥ 3 Einheiten im Verlauf von zwei Jahren gegenüber den Frauen, deren BMI sich nur um 1 Einheit veränderte, führte im Ergebnis einer MLR zu einem statistisch signifikant erhöhten Risiko für eine Totgeburt (aOR 1,63; p = 0,002). Das Risiko wuchs mit zunehmendem BMI zwischen den Schwangerschaften linear an (p Trend = 0,03). Die Assoziation zwischen dem BMI und dem Risiko für eine Totgeburt erwies sich als unabhängig von Adipositas-assoziierten maternalen Schwangerschaftserkrankungen.

Die maternale Adipositas wirkte sich auch auf die perinatale Todesrate aus (RAATIKAINEN *et al.* 2006). Im Vergleich zu den normalgewichtigen (BMI ≤ 25 kg/m²) stieg diese bei den adipösen Frauen (BMI ≥ 30 kg/m²) statistisch signifikant an (aOR 2,19). Im Übrigen erwies sich die anamnestische Belastung mit einer Totgeburt als ein Faktor mit hohem prädiktiven Wert für einen perinatalen Tod (aOR 2,20; p < 0,02).

Das erhöhte Mortalitätsrisiko bei maternaler Adipositas ist ursächlich noch nicht geklärt. Wahrscheinlich tragen die für die Adipositas charakteristischen metabolischen und inflammatorischen Störungen sowie fetoplazentare Funktionsstörungen wesentlich dazu bei (VILLAMOR UND CNATTINGIUS 2006).

4.2.3 Initiale neonatale Anpassung

Die Apgar-Benotung von Neugeborenen dient seit mehr als 50 Jahren dazu, deren Anpassung unmittelbar p.n. zu beurteilen und einheitlich zu dokumentieren. Im Ergebnis der eigenen Studie weichen die Apgar-Werte der Neugeborenen der adipösen Mütter (BMI ≥ 30,00 kg/m²) insgesamt statistisch signifikant von denen der Neugeborenen der normalgewichtigen Mütter (BMI 18,50 – 24,99 kg/m²) ab (Abb. 29 – Abb. 31). 1' p.n. weisen 2,2% der Neugeborenen der extrem adipösen Mütter (BMI ≥ 40,00 kg/m²) und nur 0,9% der Neugeborenen der normalgewichtigen Mütter einen Apgar-Wert ≤ 3 auf (Abb. 29). Apgar-Werte < 8 liegen 1', 5' und 10' p.n. bei 15,3%, 4,5% bzw. 1,5% der Neugeborenen der extrem adipösen Mütter gegenüber 7,5%, 2,2% bzw. 0,9% der Neugeborenen der normalgewichtigen Mütter vor (Abb. 29 – Abb. 31). Folglich passen sich die Neugeborenen der adipösen Mütter mit Zunahme des BMI initial weniger gut an als die Neugeborenen der normalgewichtigen Mütter.

In einer retrospektiven, aus einem Perinatalzentrum stammenden Studie, die 5.067 Mütter mit einer Einlingsschwangerschaft einschloss, fanden STEPAN *et al.* (2006) im Vergleich zu den Gruppen der Mütter mit einem BMI < 30 kg/m² bei den Gruppen der adipösen Mütter (BMI ≥ 30 kg/m²) einen statistisch signifikant höheren Prozentsatz von Neugeborenen mit einem Apgar 1'-Wert < 8 (p Trend < 0,006). Mit Ausnahme der Neugeborenen der extrem adipösen Mütter (BMI ≥ 40 kg/m²), die 5' und 10' p.n. noch zu 12,7% bzw. 5,1% Apgar-Werte < 8 zeigten, unterschieden sich die Apgar-Werte 5' und 10' p.n. der Neugeborenen der adipösen nicht signifikant von denen der normalgewichtigen Mütter. Wenn sich die Anpassungsstörung innerhalb weniger Minuten bessert, hat die Tendenz zu einem gestörten neonatalen Outcome bei maternaler Adipositas offensichtlich keine Langzeitauswirkungen auf das Neugeborene.

Einer Studie von ABENHAIM *et al.* (2007) zufolge war ein gegenüber normal (BMI 20 – 24,9 kg/m²) ansteigender maternaler BMI mit einer statistisch signifikant höheren Inzidenz des Apgar 5'-Wertes ≤ 3 assoziiert (BMI 30 – 39,9 kg/m²: aOR 3,18; BMI ≥ 40 kg/m²: aOR 6,00). In den Untersuchungen von RAATIKAINEN *et al.* (2006) war das neonatale Outcome bei den adipösen Frauen (BMI ≥ 30 kg/m²) durch ein im Vergleich zu den normalgewichtigen Frauen (BMI ≤ 25 kg/m²) signifikant erhöhtes Risiko für niedrige Apgar 5'-Werte (aOR 1,64; p < 0,001) beeinträchtigt. Nach CEDERGREN (2004) ergab sich für die Neugeborenen der mäßig (BMI 29,1 – 35 kg/m²), stark (BMI 35,1 – 40 kg/m²) und extrem adipösen Frauen (BMI > 40 kg/m²) ein gegenüber den normalgewichtigen Frauen (BMI 19,8 – 26 kg/m²) signifikant erhöhtes Risiko für Apgar 5'-Werte < 7 (aOR 1,58, aOR 1,81 bzw. aOR 2,91).

Dagegen fanden RODE *et al.* (2005) keine statistisch signifikanten Differenzen zwischen den Neugeborenen der adipösen (BMI ≥ 30 kg/m²) und der normalgewichtigen Mütter (BMI < 25 kg/m²) in Bezug auf die Häufigkeit eines Apgar 5'-Wertes < 7. Auch nach SHEINER *et al.* (2004) und USHA KIRAN *et al.* (2005) unterschieden sich die Neugeborenen der adipösen Mütter (BMI ≥ 30 kg/m²) und der Mütter mit einem BMI < 30 kg/m² nicht signifikant in Bezug auf niedrige Apgar-Werte.

4.2.4 Neonatale Fehlbildungen

In den vorliegenden Untersuchungen weisen die Neugeborenen der normalgewichtigen Mütter (BMI 18,50 – 24,99 kg/m²) eine globale Fehlbildungsrate von 1,8% auf. Bei den Neugeborenen der adipösen Mütter nimmt diese mit Anstieg des BMI auf 2,4% (extrem adipöse Mütter: BMI ≥ 40,00 kg/m²) zu (Abb. 32).

Im deutschen Schrifttum berichteten QUEIßER-LUFT *et al.* (1998) im Ergebnis einer prospektiven Fall-Kontroll-Studie (Analyse von 20.248 Neugeborenen des Mainzer Geburtenregisters) über ein erhöhtes Risiko von angeborenen Fehlbildungen, vor allem auch großen Fehlbildungen (aOR 1,3) bei den Neugeborenen adipöser Mütter.

Nach jüngsten Untersuchungen von WALLER *et al.* (2007), denen Daten der US-amerikanischen National Birth Defects Prevention Study (NBDPS) der Centers of Disease Control and Prevention zugrunde lagen, hatten die adipösen (BMI ≥ 30 kg/m²) gegenüber den normalgewichtigen Frauen (18,5 ≤ BMI < 25 kg/m²) statistisch signifikant erhöhte Risiken für Neugeborene mit angeborenen, nicht chromosomal bedingten Fehlbildungen, insbesondere auch Neuralrohrdefekten bzw. Spina bifida – Befunde, die WALLER *et al.* (1994) schon im Jahre 1994 aufgefallen waren.

An der großen, 10.249 betroffene Mütter und 4.065 Mütter als Kontrollen einschließenden Fall-Kontroll-Studie von WALLER *et al.* (2007) nahmen in den Jahren 1997 – 2002 Zentren aus acht Staaten der USA teil. Frauen mit Diabetes mellitus wurden von der Studie ausgeschlossen, da der Diabetes mellitus (KAUTZKY-WILLER UND WINZER 2002, BRIESE 2005) bzw. der GDM (ANDERSON *et al.* 2005) mit einem erhöhten Fehlbildungsrisiko assoziiert sind. Es zeigten sich schwach bis mäßig ausgeprägte positive Assoziationen zwischen der maternalen Adipositas und 7 von 16 Fehlbildungskategorien sowie eine stark ausgeprägte inverse Assoziation mit der Gastroschisis, allesamt auf der Grundlage hinlänglicher Fallzahlen von n ≥ 150.

In Übereinstimmung mit anderen großen Fall-Kontroll-Studien (WALLER *et al.* 1994, SHAW *et al.* 1996, 2000; WATKINS *et al.* 1996, WERLER *et al.* 1996, HENDRICKS *et al.* 2001, ANDERSON *et al.* 2005) erwies sich das Risiko für eine Spina bifida bei den Kindern der adipösen Frauen doppelt so hoch (aOR 2,1) wie bei den Kindern der normalgewichtigen Frauen. Analog zu den Beobachtungen in zwei anderen großen Studien (WATKINS UND BOTTO 2001, CEDERGREN UND KÄLLÉN 2003) hatten die Kinder der übergewichtigen und adipösen (BMI > 26 kg/m²) bzw. der adipösen Frauen (BMI > 29 kg/m²) ein mäßig erhöhtes globales Herzfehlbildungrisiko (aOR 1,36 bzw. aOR 1,18). Eine mäßig ausgeprägte Zunahme des Risikos für eine Gaumenspalte (aOR 1,26) bei den Kindern der adipösen Frauen entspricht dem Befund einer großen, prospektiven Studie von CEDERGREN UND KÄLLÉN (2005) bei adipösen Müttern. Bei den Kindern der adipösen Frauen waren auch die anorektale Atresie (aOR 1,46), Hypospadien zweiten oder dritten Grades (aOR 1,33), Reduktionsfehlbildungen an den Extremitäten (aOR 1,36), die Zwerchfellhernie (aOR 1,42) und die Omphalozele (aOR 1,63) häufiger, die Gastroschisis dagegen auffällig seltener. Eine bei den Kindern der adipösen Frauen gegenüber denjenigen der normalgewichtigen Frauen deutlich und statistisch signifikant reduzierte odds ratio (aOR 0,19) entspricht dem Ergebnis einer Fall-Kontroll-Studie von LAM *et al.* (1999) bei übergewichtigen und adipösen Müttern (BMI > 28,3 kg/m²) von Kindern mit Gastroschisis (aOR 0,20).

Einzelne Studien konnten keine statistisch signifikante Beziehung zwischen der maternalen Adipositas und dem Fehlbildungsrisiko bei den Nachkommen aufzeigen, z.B. die große Kohortenstudie (n = 72.915) von FELDMAN *et al.* (1999) in Bezug auf Neuralrohrdefekte.

Es ist möglich, dass sich Fehlbildungen aufgrund der schwierigeren sonographischen Beurteilung der fetalen Strukturen bei Schwangeren mit vorwiegend abdominaler/zentraler Adipositas dem Nachweis entziehen (HENDLER *et al.* 2004).

Auf welche Weise das maternale Körpergewicht bzw. der BMI Einfluss auf das Fehlbildungsrisiko bei den Nachkommen nehmen, ist nicht geklärt. Obgleich die Adipositas oft mit einem präkonzeptionellen Diabetes mellitus assoziiert ist, sind beide unabhängige Risikofaktoren für angeborene Fehlbildungen bei den Nachkommen. Dennoch werden bereits vor Eintritt einer Schwangerschaft bestehende oder sich in der Frühschwangerschaft manifestierende metabolisch-endokrine Störungen wie Hyperglykämie und Hyperinsulinämie, die eo ipso Risikofaktoren für Fehlbildungen sind (MOORE *et al.* 2000, HENDRICKS *et al.* 2001), als ursächlich für eine erhöhte Fehlbildungsrate bei den Nachkommen adipöser Frauen diskutiert. Bei einem statistischen Vergleich könnten sich unter den nicht-adipösen Kontrollen bislang nicht entdeckte und subklinisch verlaufene Fälle von Typ-2 Diabetes oder GDM befunden haben (CASTRO UND

AVINA 2002, CEDERGREN UND KÄLLÉN 2003, WALLER *et al.* 2007). Bei gestörter Stoffwechsellage bedürfen diabetische Frauen unbedingt präkonzeptionell und während des 1. Schwangerschaftstrimenons einer normoglykämischen Stoffwechseleinstellung (BRIESE 2005).

In einer kürzlich publizierten kanadischen Fall-Kontroll-Studie, die 89 Einlingsschwangerschaften mit und 434 ohne Neuralrohrdefekt umfasste, führten RAY *et al.* (2007) den zwischen der maternalen Adipositas und Neuralrohrdefekten bei den Nachkommen bestehenden Zusammenhang auf ein metabolisches Syndrom zurück. Maternale Adipositas und präkonzeptioneller Diabetes mellitus, Kennzeichen des metabolischen Syndroms, sind unabhängige Risikofaktoren für Neuralrohrdefekte bei den Nachkommen. Bei Vorliegen von 1 Kennzeichen des metabolischen Syndroms (abdominale Adipositas, Diabetes mellitus oder Insulinresistenz, Dyslipidämie, chronische Hypertonie, erhöhte Konzentration des C-reaktiven Proteins im Serum, nicht-weiße Rasse) war das Risiko für einen Neuralrohrdefekt nahezu verdoppelt (aOR 1,9), bei Vorliegen von 2 oder mehr Merkmalen sogar versechsfacht (aOR 6,1; p Trend < 0,001). Das stimmt bedenklich; denn in den USA sind bereits 16% der Teenager adipös (OGDEN *et al.* 2002), und 15% der Frauen im gebärfähigen Alter haben ein metabolisches Syndrom (FORD *et al.* 2002).

Folsäuremangel stellt einen wichtigen Risikofaktor für Neuralrohrdefekte dar. Mit anwachsendem maternalen Gewicht bzw. BMI nimmt das Risiko für Neuralrohrdefekte bei den Nachkommen aber unabhängig vom präkonzeptionellen Angebot an Folat mit der Nahrung zu (WERLER *et al.* 1996, WATKINS UND BOTTO 2001, RAY *et al.* 2005).

Da nach Untersuchungen von LAM *et al.* (1999) im Gegensatz zu anderen, mit einem hohen BMI assoziierten Fehlbildungen ein niedriger BMI als Risikofaktor für eine Gastroschisis gilt (untergewichtige Frauen: BMI < 18,1; aOR 3,2), sind auch Unterschiede in ätiopathogenetischer Hinsicht anzunehmen.

4.2.5 Frühgeburtlichkeit

Den Resultaten der vorliegenden Studie (Abb. 33 und Abb. 34) zufolge wächst die Frühgeborenenrate (Gestationsalter ≤ 36 SSW) gegenüber den Müttern mit Normalgewicht (BMI 18,50 bis 24,99 kg/m²) bei den adipösen Müttern (BMI ≥ 30,00 kg/m²) mit steigendem BMI statistisch signifikant (p < 0,022) von 6,2% auf 7,9% (extrem adipöse Mütter: BMI ≥ 40,00 kg/m²) an, wobei auch die Raten der mäßig frühen (32 – 36 SSW) und der sehr frühen Frühgeborenen (≤ 31 SSW) zunehmen (Abb. 34). Nach Ausschaltung aller Mütter mit Schwangerschaftskomplikationen bestätigt sich diese Tendenz.

Über einen möglichen Zusammenhang zwischen einem hohen maternalen BMI und dem Risiko für eine Frühgeburt wurde in der Literatur nicht einheitlich berichtet. BIANCO *et al.* (1998), JENSEN *et al.* (2003), RAATIKAINEN *et al.* (2006), STEPAN *et al.* (2006) und SUKALICH *et al.* (2006) fanden keine statistisch signifikanten Assoziationen. Nach Untersuchungen von KUMARI (2001) und GROSSETTI *et al.* (2004) war die Rate der Frühgeborenen (< 37 SSW) bei den extrem adipösen (BMI > 40 kg/m²) gegenüber den normalgewichtigen Frauen (BMI < 25 kg/m²) statistisch signifikant niedriger. In einer retrospektiven britischen Studie (SEBIRE *et al.* 2001b), die 287.213 Einlingsschwangerschaften der Jahre 1989 bis 1997 einschloss, war das Risiko für eine sehr frühe Frühgeburt (< 32 SSW) bei den Frauen mit Übergewicht (BMI 25 – 29,9 kg/m²) bzw. Adipositas (BMI ≥ 30 kg/m²) gegenüber den normalgewichtigen Frauen (BMI 20 – 24,9 kg/m²) signifikant vermindert (aOR 0,73 bzw. aOR 0,81). Die untergewichtigen Frauen (BMI < 20 kg/m²) hatten indes signifikant häufiger eine Frühgeburt als die Frauen mit normalem Gewicht (SEBIRE *et al.* 2001a).

Im Ergebnis einer Studie von DRIUL *et al.* (2008) wiesen aber sowohl die übergewichtigen (BMI 25 – 29,9 kg/m²) als auch die adipösen Frauen (BMI ≥ 30 kg/m²) gegenüber den Frauen mit Normalgewicht (BMI 18,5 – 24,9 kg/m²) ein statistisch signifikant erhöhtes Risiko für eine Frühgeburt (< 37 SSW) auf (aOR 2,43; p = 0,002 bzw. aOR 4,86; p < 0,0001). Das gleiche traf für die von RODE *et al.* (2005) geprüften Nulliparae zu, deren Risiko für eine Frühgeburt zudem signifikant höher lag als bei den Multiparae.

Den Untersuchungen von ABENHAIM *et al.* (2007) zufolge hatten im Vergleich zu den Frauen mit Normalgewicht (BMI 20 – 24,9 kg/m²) sowohl die übergewichtigen (BMI 25 – 29,9 kg/m²) als auch die mäßig bzw. stark adipösen (BMI 30 – 39,9 kg/m²) und die extrem adipösen Frauen (BMI ≥ 40 kg/m²) statistisch signifikant (p < 0,05) erhöhte Risiken für eine mäßig frühe Frühgeburt (32 – 36 SSW): aOR 1,20, aOR 1,60 bzw. aOR 2,43. Es bestand jedoch keine Assoziation zwischen dem BMI und einer sehr frühen Frühgeburt (< 32 SSW). CALLAWAY *et al.* (2006) fanden nur bei den extrem adipösen Frauen (BMI > 40 kg/m²) eine gegenüber den normalgewichtigen Frauen (20 < BMI ≤ 25 kg/m²) signifikant erhöhte Rate für eine Frühgeburt < 34 SSW (aOR 2,13; p < 0,001). Zwischen der Adipositas (BMI > 30 kg/m²) und dem Risiko für eine Frühgeburt < 37 SSW ergab sich kein signifikanter Zusammenhang.

In einer schwedischen Kohortenstudie (CNATTINGIUS *et al.* 1998), die 167.750 Frauen mit einer Einlingsgeburt umfasste, waren weder eine Assoziation zwischen dem maternalen BMI und einer Frühgeburt < 37 SSW noch ein statistisch signifikanter Einfluss des BMI auf eine mäßig frühe Frühgeburt (33 – 36 SSW) festzustellen. Das Risiko für eine sehr frühe Frühgeburt (≤ 32 SSW) war jedoch bei den übergewichtigen (BMI 25 – 29,9 kg/m²) bzw. den adipösen Nulliparae

(BMI ≥ 30 kg/m²) im Vergleich zu den untergewichtigen Nulliparae (BMI < 20 kg/m²) signifikant erhöht (aOR 1,2; p < 0,001 bzw. aOR 1,6; p < 0,001), wohingegen es sich bei den übergewichtigen und den adipösen Multiparae als vermindert erwies (aOR 0,6 bzw. aOR 0,8).

Ähnliche Befunde wurden von BAETEN *et al.* (2001) in einer aus Seattle/Washington (USA) stammenden Kohortenstudie (n = 96.801 Nulliparae) mitgeteilt. Übereinstimmend ging auch aus den retrospektiven Untersuchungen von BHATTACHARYA *et al.* (2007) hervor, dass das Risiko für eine Frühgeburt < 33 SSW bei den Nulliparae mit einem BMI von 30 – 34,9 kg/m² gegenüber den normalgewichtigen Nulliparae (BMI 20 – 24,9 kg/m²) signifikant erhöht war (aOR 2,0; p < 0,05), nicht jedoch bei den Nulliparae mit einem BMI von ≥ 35 kg/m². Auf das Risiko für eine Frühgeburt < 37 SSW hatte die Adipositas keinen Einfluss.

Nach einer prospektiven Kohortenstudie aus Linköping/Schweden (CEDERGREN 2004), der 610.969 Einlingsgeburten zugrunde lagen, stiegen gegenüber den normalgewichtigen bei den adipösen Frauen sowohl das Risiko für eine Frühgeburt (< 37 SSW) als auch das für eine sehr frühe Frühgeburt (< 32 SSW) mit anwachsendem BMI wie folgt kontinuierlich und statistisch signifikant an (Angaben in kg/m²):

		Frühgeburt (< 37 SSW)	sehr frühe Frühgeburt (< 32 SSW)
BMI 19,8 – 26,0	n = 526.038	Refenzgruppe	
BMI 29,1 – 35,0	n = 69.143	aOR 1,22	aOR 1,45
BMI 35,1 – 40,0	n = 12.402	aOR 1,48	aOR 1,95
BMI > 40,0	n = 3.386	aOR 1,85	aOR 2,32

Diese Befunde stützen die eigenen Arbeitsergebnisse.

Jüngst wiesen SMITH *et al.* (2007) in retrospektiven Untersuchungen bei 187.290 Schwangeren nach, dass im Vergleich zu den normalgewichtigen bei den adipösen Nulliparae das Risiko für eine elektive Frühgeburt mit Zunahme des BMI anstieg. Bei den Multiparae waren Adipositas und elektive Frühgeburt nur schwach assoziiert. In einer Studie von NOHR *et al.* (2007) war bei den adipösen Frauen vornehmlich das Risiko für eine elektive Frühgeburt < 34 SSW gegenüber den Frauen mit normalem Gewicht erhöht. Folglich ist bei der Bewertung von Risiken für Frühgeburten eine mit Adipositas-assoziierten Schwangerschaftskomplikationen einhergehende erhöhte Rate von vorzeitigen elektiven Entbindungen zu berücksichtigen.

Die pathogenetischen Mechanismen für die positive Assoziation zwischen der maternalen Adipositas und dem Risiko für eine Frühgeburt sind nicht geklärt. Wahrscheinlich kommt der engen Beziehung zwischen der Adipositas und maternalen Schwangerschaftskomplikationen Bedeutung für die erhöhten Raten von sehr frühen Frühgeburten zu (BAETEN *et al.* 2001).

Allerdings blieb nach Ausschaltung von Frauen mit Komplikationen (chronische Hypertonie, Präeklampsie/Eklampsie, präkonzeptioneller Diabetes mellitus und GDM) ein erhöhtes Risiko bestehen. Es ist auch möglich, dass nicht entdeckte Fälle von Typ-2-Diabetes bzw. GDM dabei eine Rolle spielen; denn sowohl ein präkonzeptioneller Diabetes mellitus als auch ein GDM stellen unabhängige Risikofaktoren für eine Frühgeburt dar (RAY *et al.* 2001, BRIESE 2005, ROSENBERG *et al.* 2005). Im Übrigen steigert das Rauchen dosisabhängig das Risiko für eine sehr frühe Frühgeburt (CNATTINGIUS UND LAMBE 2002, BURGUET *et al.* 2004).

4.2.6 Geburtsgewicht und andere Körpermaße der Neugeborenen

Aus der eigenen Studie geht hervor, dass die adipösen (BMI ≥ 30,00 kg/m²) gegenüber den normalgewichtigen Müttern (BMI 18,50 – 24,99 kg/m²) zu höheren Geburtsgewichten neigen (Abb. 35). Unter den Körpermaßen der Neugeborenen vergrößern sich im Vergleich zu den Neugeborenen der normalgewichtigen Mütter sowohl das durchschnittliche Geburtsgewicht als auch das durchschnittliche längenbezogene Geburtsgewicht der Neugeborenen der Mütter der Adipositasgruppen mit anwachsendem BMI stetig und statistisch signifikant (Tab. 9). Bei den Neugeborenen der adipösen Mütter (BMI ≥ 30 kg/m²) nehmen auch die durchschnittliche Geburtslänge und der durchschnittliche Kopfumfang bei der Geburt gegenüber den Neugeborenen der normalgewichtigen Mütter (BMI 18,50 – 24,99 kg/m²) statistisch signifikant zu (Tab. 9).

In den Untersuchungen von SEBIRE *et al.* (2001b), CALLAWAY *et al.* (2006) und RAATIKAINEN *et al.* (2006) war ein ansteigendes durchschnittliches Geburtsgewicht gleichfalls statistisch signifikant ($p < 0,001$) mit einem (von ≤ 25 kg/m² auf > 30 kg/m² bzw. > 40 kg/m²) zunehmenden maternalen BMI assoziiert.

Bezüglich des Anteils der Neugeborenen mit niedrigem Geburtsgewicht (≤ 2499 g) zeigen sich in den eigenen Untersuchungen keine eindeutigen, BMI-abhängigen Veränderungen (Abb. 35). Das entspricht den gegensätzlichen Angaben in der Literatur. Nach RODE *et al.* (2005) hatten die adipösen Frauen (BMI ≥ 30 kg/m²), insbesondere die adipösen Nulliparae ein im Vergleich zu den normalgewichtigen Frauen (BMI < 25 kg/m²) statistisch signifikant erhöhtes Risiko (aOR 2,8; $p < 0,05$) für eine LBW-Termingeburt. Dagegen ergab sich in den Untersuchungen von SUKALICH *et al.* (2006) bei den übergewichtigen und adipösen Müttern (BMI ≥ 25 kg/m²) im Alter von < 19 Jahren ein gegenüber gleichaltrigen, normalgewichtigen Müttern (BMI 18,5 bis 24,9 kg/m²) signifikant vermindertes Risiko (aOR 0,6; $p < 0,05$) für ein LBW-Neugeborenes.

4.2.7 Somatische Klassifikation der Neugeborenen nach Geburtsgewicht und Schwangerschaftsdauer

Neonatale Makrosomie/Hypertrophie

In den eigenen Untersuchungen zur somatischen Klassifikation der Neugeborenen unter Berücksichtigung des maternalen BMI zeigt sich, dass die neonatale Makrosomierate (Rate der Neugeborenen mit einem Geburtsgewicht > 90. gestationsalterbezogene Perzentile) gegenüber den normalgewichtigen Müttern (BMI 18,50 – 24,99 kg/m²) bei den Müttern der Adipositasgruppen mit steigendem BMI kontinuierlich und statistisch signifikant bis zu den extrem adipösen Müttern (BMI ≥ 40,00 kg/m²) zunimmt (Tab. 10). Sie vergrößert sich ca. 3-fach (von 7,9% auf 23,0%). Analog wachsen die Anteile der Geburtsgewichtsgruppen ab 4000 g (einer Makrosomie entsprechend) stetig und signifikant von 9,9% auf 24,8%, mithin ca. 2,5-fach an (Abb. 36).

Aus einem Vergleich der somatisch klassifizierten Neugeborenen der im Datenmaterial erfassten Raucherinnen mit denen der Nichtraucherinnen unter den Müttern (Tab. 11 und Tab. 12) geht hervor, dass sich die bei den Müttern der Adipositasgruppen BMI-bedingt erhöhte neonatale Makrosomierate unter dem Einfluss des Rauchens stark vermindert. Sie nimmt um 6,9% (mäßig adipöse Mütter: BMI 30,00 – 34,99 kg/m²) bis 9,0% (extrem adipöse Mütter: BMI ≥ 40,00 kg/m²) ab. Zugleich vergrößert sich die neonatale Hypotrophierate deutlich (Tab. 11 und Tab. 12). Damit werden die embryo- und fetotoxischen Auswirkungen des Rauchens der Schwangeren auf das Wachstum des Ungeborenen und das Geburtsgewicht (CLAUSSON *et al.* 1998, HAUSTEIN 2000, VOIGT *et al.* 2001) offenkundig.

Einige Studien aus den letzten Jahren (BAETEN *et al.* 2001, KUMARI 2001, SEBIRE *et al.* 2001b, JENSEN *et al.* 2003, JOLLY *et al.* 2003, CEDERGREN 2004, EHRENBERG *et al.* 2004, GROSSETTI *et al.* 2004, WEISS *et al.* 2004, RODE *et al.* 2005, STEPAN *et al.* 2006, SUKALICH *et al.* 2006, ABENHAIM *et al.* 2007, BHATTACHARYA *et al.* 2007, DRIUL *et al.* 2008) zeigten, dass die maternale Adipositas (BMI ≥ 30 kg/m²), insbesondere die extrem ausgeprägte Adipositas (BMI ≥ 40 kg/m²) mit einer neonatalen Makrosomie, d.h. einem Geburtsgewicht von ≥ 4000 (4500) g bzw. einem Geburtsgewicht > 90. gestationsalterbezogene Perzentile (LGA-Neugeborenes), statistisch signifikant assoziiert war.

Von mehreren Autoren (SEBIRE *et al.* 2001b, RODE *et al.* 2005, ABENHAIM *et al.* 2007, BHATTACHARYA *et al.* 2007, DRIUL *et al.* 2008) wurden bei den adipösen Frauen in Bezug auf das Risiko für ein makrosomes bzw. LGA-Neugeborenes weitgehend übereinstimmend aORs von 1,8 (RODE *et al.* 2005) bis 2,58 (DRIUL *et al.* 2008) mitgeteilt. Eine prospektive Kohortenstudie (n = 805.275) aus Linköping/Schweden (CEDERGREN 2004) ergab, dass bei den extrem adipösen Frauen (BMI > 40 kg/m²) das Risiko für ein LGA-Neugeborenes sogar beinahe 4-mal so hoch (aOR 3,82) war wie bei den normalgewichtigen Frauen (BMI 19,8 – 26 kg/m²).

In manchen Untersuchungen (SEBIRE *et al.* 2001b, EHRENBERG *et al.* 2004, RODE *et al.* 2005, STEPAN *et al.* 2006, ABENHAIM *et al.* 2007, BHATTACHARYA *et al.* 2007) hatten nicht nur die adipösen, sondern bereits die übergewichtigen Frauen (BMI 25 – 29,9 kg/m²) ein statistisch signifikant erhöhtes Risiko für ein makrosomes bzw. LGA-Neugeborenes gegenüber den normalgewichtigen Frauen (BMI < 25 kg/m²). Das gilt auch für Schwangere mit nachweislich normaler Glukosetoleranz (JENSEN *et al.* 2003).

In einer prospektiven Studie (n = 16.102) fanden WEISS *et al.* (2004), dass sowohl die Frauen mit einem BMI von 30 – 34,9 kg/m² als auch diejenigen mit einem BMI von ≥ 35 kg/m² im Vergleich zu den Frauen mit einem BMI von < 30 kg/m² statistisch signifikant erhöhte Risiken für ein Geburtsgewicht von > 4000 g (aOR 1,7; p < 0,0001 bzw. aOR 1,9; p < 0,01) bzw. ein Geburtsgewicht von > 4500 g (aOR 2,0; p = 0,0006 bzw. aOR 2,4; p < 0,01) aufwiesen.

Bei den Multiparae erhöhte sich das Makrosomierisiko signifikant stärker als bei den Nulliparae (aOR 1,5; p < 0,05) (RODE *et al.* 2005).

Eine retrospektive Fall-Kontroll-Studie (n = 4.822) aus Rochester, New York/USA (SUKALICH *et al.* 2006) ergab, dass auch die unter 19 Jahre alten Frauen mit einem BMI von ≥ 25 kg/m² gegenüber den gleichaltrigen Frauen mit normalem Gewicht (BMI 18,5 – 24,9 kg/m²) unabhängig von Parität, Gewichtszunahme in der Schwangerschaft und GDM eine signifikant erhöhte Makrosomierate (aOR 1,6; p < 0,05) aufwiesen.

In einer britischen Studie (JOLLY *et al.* 2003) wurde anhand von 350.311 Einlingsschwangerschaften der Jahre 1988 – 1997 mittels logistischer Regression geprüft, welche Risikofaktoren für eine Makrosomie (definiert als Geburtsgewicht > 90. Perzentile, bezogen auf das Gestationsalter; Referenz: Geburtsgewicht 10. – 90. Perzentile) hauptsächlich in Betracht kamen. Neben einer Adipositas (aOR 2,08) stellten sich folgende Faktoren heraus: maternales Alter > 40 Jahre (aOR 1,22), Parität > 4 (aOR 2,20), präkonzeptioneller Diabetes mellitus (aOR 6,97) und GDM (aOR 2,77).

GETAHUN *et al.* (2007) konnten in einer retrospektiven Kohortenanalyse (n = 146.227) mithilfe einer MLR nachweisen, dass sich sogar Veränderungen im maternalen BMI zwischen den ersten zwei aufeinander folgenden Einlingsschwangerschaften auf das Risiko für eine LGA-Geburt auswirkten. Im Vergleich zu den Frauen mit einem normalen BMI vor beiden Schwangerschaften erhöhte ein Anstieg des BMI zwischen den Schwangerschaften von normal (18,5 bis 24,9 kg/m²) zu adipös (≥ 30 kg/m²) das Risiko statistisch signifikant (aOR 1,6 – 2,0). Übereinstimmende Resultate brachten prospektive Untersuchungen von VILLAMOR UND CNATTINGIUS (2006) auf der Basis von Daten des schwedischen Geburtenregisters (n = 151.025).

Gegenüber den Frauen, deren BMI sich zwischen den ersten zwei konsekutiven Einlingsschwangerschaften innerhalb von durchschnittlich 2 Jahren nur um 1 Einheit änderte, hatte eine Zunahme des BMI um ≥ 3 Einheiten ein signifikant erhöhtes Risiko für eine LGA-Geburt (aOR 1,87) zur Folge. Mit einem zwischen beiden Schwangerschaften anwachsenden maternalen BMI nahm das Risiko linear zu (p Trend < 0,0001).

Untersuchungen von ANANTH UND WEN (2002), ØRSKOU *et al.* (2003) und SURKAN *et al.* (2004) belegten, dass sich mit zunehmender Inzidenz der Adipositas bei Frauen im gebärfähigen Alter das durchschnittliche Geburtsgewicht und insbesondere der Anteil an makrosomen bzw. LGA-Termingeborenen statistisch signifikant vergrößerten.

Die maternale Adipositas und der Diabetes mellitus (präkonzeptioneller Diabetes mellitus und GDM) sind unabhängige Risikofaktoren für ein makrosomes bzw. LGA-Neugeborenes. Obgleich das diabetogene Risiko an sich größer ist, hat die Adipositas bei Schwangeren aufgrund der höheren relativen Prävalenz den stärksten Einfluss auf die Prävalenz der LGA-Neugeborenen in der Gesellschaft (EHRENBERG *et al.* 2004).

Makrosome/LGA-Neugeborene haben ein erhöhtes Risiko, als Kinder eine ggf. fortdauernde Adipositas und deren Folgeerkrankungen auszubilden (WHITAKER UND DIETZ 1998, CASTRO UND AVINA 2002, EBBELING *et al.* 2002).

Eine neonatale Makrosomie kann Ausdruck einer fetalen (Fehl)programmierung („fetal programming") sein, „einer umweltbedingten Veränderung von Steuerungsvorgängen für phänotypische Merkmale, die auch nach Erlöschen des Umweltreizes persistiert und an folgende Generationen weitergegeben werden kann" (DÖTSCH UND SCHILD 2004). Möglicherweise wird eine erhöhte Gefährdung für eine Adipositas und Folgeerkrankungen (BENYSHEK 2007) bzw. eine prä- und/oder frühpostnatal geprägte, dauerhaft erhöhte Disposition für die spätere Entwicklung einer Adipositas, eines Typ-2-Diabetes und eines metabolischen Syndroms (PLAGE-

MANN 2003) sogar via nicht-hereditäre, epigenetische intergenerative Transmission über mehrere Generationen der maternalen Deszendenz übertragen. Sowohl ein vermindertes als auch ein erhöhtes Geburtsgewicht sind Indikatoren und Prädiktoren einer permanent erhöhten, lebenslang präsent bleibenden Disposition für eine Adipositas und einen Typ-2-Diabetes (OKEN UND GILLMAN 2003). LGA-Neugeborene neigen dazu, schon als Kinder ein MS zu entwickeln (BONEY *et al.* 2005, WANG *et al.* 2007). Ein statistisch signifikant erhöhtes Risiko für ein metabolisches Syndrom hatten makrosom geborene Kinder sowohl adipöser als auch gestationsdiabetischer Mütter (BONEY *et al.* 2005) bzw. makrosom geborene, adipöse Kinder schlechthin (WANG *et al.* 2007). Ein metabolisches Syndrom im Kindesalter erwies sich als ein statistisch signifikanter Prädiktor für einen Typ-2-Diabetes, ein metabolisches Syndrom und eine kardiovaskuläre Erkrankung bei Erwachsenen (MORRISON *et al.* 2007, 2008).

Neonatale Hypotrophie

Nach der vorliegenden Studie verringert sich die neonatale Hypotrophierate (Rate der Neugeborenen mit einem Geburtsgewicht < 10. Perzentile, bezogen auf das Gestationsalter) mit ansteigendem maternalen BMI von 10,3% (normalgewichtige Mütter: BMI 18,50 – 24,99 kg/m^2) bis 6,3% (extrem adipöse Mütter: BMI ≥ 40 kg/m^2) (Tab. 10). Unter dem Einfluss des Rauchens der Schwangeren nimmt sie zu (vgl. Abschn. Neonatale Makrosomie/Hypertrophie).

In Übereinstimmung mit den eigenen Arbeitsergebnissen zeigten einzelne Studien (CNATTINGIUS *et al.* 1998, BAETEN *et al.* 2001, SEBIRE *et al.* 2001b, SUKALICH *et al.* 2006), dass bei den übergewichtigen und adipösen Frauen (BMI ≥ 25 kg/m^2) das Risiko für SGA-Geburten statistisch signifikant reduziert war. Aus einer schwedischen Kohortenstudie (CNATTINGIUS *et al.* 1998), die 167.750 Frauen einschloss, ging hervor, dass das Risiko für SGA-Neugeborene mit steigendem maternalen BMI bei den Multiparae (aOR minimal 0,4) stärker abnahm als bei den Nulliparae (aOR minimal 0,7). Ein hoher maternaler BMI schien quasi gegen eine SGA-Geburt zu „schützen". Außerdem verminderte ein zwischen zwei Schwangerschaften anwachsender BMI das SGA-Risiko signifikant (aOR 0,8) (CHENG *et al.* 2004).

In den Untersuchungen von WEISS *et al.* (2004), RODE *et al.* (2005) und ABENHAIM *et al.* (2007) war ein ansteigender BMI nicht mit SGA-Geburten bzw. IUGR assoziiert. Gegenüber den normalgewichtigen (BMI 20 – 24,9 kg/m^2) hatten aber die untergewichtigen Frauen (BMI < 20 kg/m^2) ein erhöhtes Risiko für SGA-Neugeborene (aOR 1,54) bzw. Neugeborene mit IUGR (aOR 1,33) (ABENHAIM *et al.* 2007).

4.3 Maternale Einflussgrößen für den BMI

4.3.1 Parität und Alter

Aus den eigenen Arbeitsergebnissen wird ersichtlich, dass in Bezug auf das durchschnittliche Gebäralter keine wesentlichen Unterschiede zwischen den Schwangeren der BMI-Gruppen bestehen (Abb. 22, Tab. 4), insbesondere nicht zwischen den adipösen (BMI ≥ 30,00 kg/m²) und den normalgewichtigen Schwangeren (BMI 18,50 – 24,99 kg/m²). Dagegen nimmt die Multiparität mit steigendem BMI deutlich zu (Abb. 21 und Abb. 22, Tab. 4). Demzufolge erweist sich die maternale Adipositas faktisch als altersunabhängig, wohingegegen sie mit der Parität eng positiv korreliert ist.

In den Untersuchungen von CEDERGREN (2004), CALLAWAY *et al.* (2006), RAATIKAINEN *et al.* (2006) und SUKALICH *et al.* (2006) unterschieden sich die Schwangeren der Adipositasgruppen (BMI ≥ 30 kg/m² bzw. BMI ≥ 40 kg/m²) von den normalgewichtigen Schwangeren (BMI < 25 kg/m²) sowohl in Bezug auf die durchschnittliche Parität als auch das durchschnittliche Alter. So ergab die Studie von CALLAWAY *et al.* (2006), dass ein von 20,01 – 25,00 kg/m² (Frauen mit normalem Gewicht) auf ≥ 40,00 kg/m² (extrem adipöse Frauen) kontinuierlich anwachsender BMI jeweils statistisch signifikant ($p < 0{,}001$) mit einer zunehmenden Parität und einem fortschreitenden Gebäralter assoziiert war. Die Autoren wiesen darauf hin, dass der Anstieg der Parität in den Adipositasgruppen (BMI 30,01 – 40,00 kg/m² bzw. BMI > 40,00 kg/m²) die Tendenz der Frauen zur Gewichtszunahme mit jeder Schwangerschaft widerspiegelt.

In Übereinstimmung mit den eigenen Untersuchungsergebnissen vergrößerte sich jedoch in den Studien von SEBIRE *et al.* (2001b), RODE *et al.* (2005) und ABENHAIM *et al.* (2007) der maternale BMI mit zunehmender Parität, ohne dass damit nennenswerte Veränderungen im Gebäralter einhergingen. Obgleich der BMI bei Frauen wie auch Männern mit fortschreitendem Alter bis zum Altersbereich von 60 – 69 Jahre anwächst (BERGMANN UND MENSINK 1999, HELMERT UND STRUBE 2004), ist zu konstatieren, dass der BMI bei Schwangeren wesentlich stärker von der Parität als vom Alter beeinflusst wird.

4.3.2 Tätigkeit (Sozialstatus)

In der vorliegenden Studie erweist sich ein anhand der beruflichen Tätigkeit als niedrig einzuschätzender Sozialstatus eher mit den Frauen der Adipositasgruppen (BMI $\geq$ 30,00 kg/m^2) als mit den normalgewichtigen Frauen (BMI 18,50 – 24,99 kg/m^2) assoziiert (Abb. 23). Unter den extrem adipösen Frauen (BMI $\geq$ 40,00 kg/m^2) sind nicht erwerbstätige Frauen (Hausfrauen), niedrig qualifizierte (un-/angelernte) Arbeiterinnen und Sozialhilfeempfängerinnen mit insgesamt 55,9% deutlich häufiger vertreten als unter den Frauen mit normalem Gewicht (33,3%).

Folglich kann die Art der Tätigkeit mit ihrem relativ engen Bezug zum Qualifikationsniveau und sozialen Status der Frauen durchaus Einfluss auf den maternalen BMI nehmen. Übergewichtige und adipöse Frauen (im Alter von 18 – 79 Jahre) waren in den unteren sozialen Schichten wesentlich häufiger als in den oberen Schichten zu finden (ROBERT KOCH-INSTITUT 2003). In den Untersuchungen von HELMERT UND STRUBE (2004) bei 12.630 Frauen und 12.984 Männern im Alter von 25 – 69 Jahre ergaben sich deutlich ausgeprägte Assoziationen zwischen der Adipositasprävalenz und verschiedenen sozialen Parametern, so auch dem beruflichen Status. Hinsichtlich des Berufes zeigte sich sowohl bei den Landwirtinnen als auch bei den un- und angelernten Arbeiterinnen eine hohe Prävalenz der Adipositas. Im Vergleich zu den Männern war der Einfluss von sozialen Risiken auf die Adipositasprävalenz bei den Frauen wesentlich stärker ausgeprägt.

Auch nach einer Studie von SYDSJÖ *et al.* (2007) war der BMI von Frauen in der Frühschwangerschaft mit ihrem beruflichen Status verknüpft. Die niedrigsten BMI-Werte hatten die Frauen mit Verwaltungstätigkeit, wohingegen die Frauen mit belastenden Formen schwerer manueller Tätigkeit sehr hohe BMI-Werte aufwiesen. Außerdem fanden sich hohe BMI-Werte bei den arbeitslosen Frauen.

Da der Zusammenhang zwischen sozialer Schicht und Schwangerschafts-Outcome in Verbindung mit Adipositas von komplexer Natur ist (STUNKARD UND SØRENSEN 1993), empfiehlt sich Zurückhaltung bei der Bewertung entsprechender Befunde.

4.3.3 Rauchen

Die eigenen Untersuchungen zum Rauchverhalten der Frauen vor und während der Schwangerschaft lassen erkennen, dass das Rauchen und der BMI positiv assoziiert sind. Mit Zunahme des BMI vergrößert sich der Anteil der im Datenmaterial erfassten Raucherinnen unter den Frauen der Adipositasgruppen (BMI ≥ 30,00 kg/m²) gegenüber den normalgewichtigen Frauen (BMI 18,50 – 24,99 kg/m²) kontinuierlich und statistisch signifikant (Abb. 24). Die Dosis spielt dabei insofern eine maßgebliche Rolle, als mit steigendem BMI vor allem der Anteil der stark (im Durchschnitt täglich mehr als 10 Zigaretten) rauchenden Frauen deutlich größer wird (Abb. 25). Etwa 40% der extrem adipösen Raucherinnen (BMI ≥ 40,00 kg/m²) konsumieren mehr als 10 Zigaretten pro die. Zum Einfluss des Rauchens der Schwangeren auf die neonatale Makrosomierate vgl. Kapitel 4.2.7.

Übereinstimmend berichteten einzelne Autoren (CALLAWAY *et al.* 2006, RAATIKAINEN *et al.* 2006, ABENHAIM *et al.* 2007), dass die Prävalenz des täglichen Zigarettenrauchens bei den adipösen (≥ 30 kg/m²) bzw. den extrem adipösen Schwangeren (≥ 40 kg/m²) BMI-abhängig statistisch signifikant höher lag als bei den normalgewichtigen Schwangeren (BMI < 25 kg/m²). Nach Untersuchungen von VILLAMOR UND CNATTINGIUS (2006) war ein zwischen den ersten zwei aufeinander folgenden Einlingsschwangerschaften aufgetretener Anstieg des BMI bei den Raucherinnen unter dem Einfluss des Rauchens zum Zeitpunkt der ersten Schwangerschaft stärker ausgeprägt als bei den Nichraucherinnen.

Das Rauchen begünstigt die Ausbildung eines Typ-2-Diabetes (WANNAMETHEE *et al.* 2001) und gilt wie die Adipositas als ein Risikofaktor für ein metabolisches Syndrom (PARK *et al.* 2003, WEITZMAN *et al.* 2005). Erstaunlicherweise senkt das Rauchen vor bzw. während der Schwangerschaft das Risiko für eine SIH bzw. die Entwicklung einer Präeklampsie (ZHANG *et al.* 1999, XIONG *et al.* 2000, CNATTINGIUS UND LAMBE 2002, ENGLAND *et al.* 2002, BURGUET *et al.* 2004). Dieser „Schutzeffekt“ des Rauchens ist ursächlich noch nicht geklärt.

Analog der Adipositas erhöht das Rauchen der Schwangeren die Risiken für Spontanaborte, angeborene Fehlbildungen, Frühgeburten, IUGR und SGA-Geburten sowie die peri-/neonatale Mortalitätsrate (HAUSTEIN 2000). Dafür verantwortlich sind die Abbrandprodukte des Tabaks einschließlich des inhalierten Kohlenmonoxids. Weiterhin ist das Rauchen mit erhöhten Risiken für eine sehr frühe Frühgeburt (CNATTINGIUS UND LAMBE 2002, BURGUET *et al.* 2004) bzw. eine Totgeburt (CNATTINGIUS UND LAMBE 2002, CNATTINGIUS UND STEPHANSSON 2002) assoziiert.

Das Rauchen in der Schwangerschaft begünstigt bei den Nachkommen bereits im Vorschulalter die Ausbildung einer Adipositas (TOSCHKE *et al.* 2002, 2003; VON KRIES *et al.* 2002, MÜHLBAUER *et al.* 2007) – und zwar dosisabhängig (VON KRIES *et al.* 2002) – sowie bei jungen Erwachsenen die eines Typ-2-Diabetes (MONTGOMERY UND EKBOM 2002). Ungeachtet dessen rauchen ca. 20% – 25% der Frauen in der Schwangerschaft weiter (HAUSTEIN 2000, VOIGT *et al.* 2001).

4.3.4 Gewichtszunahme in der Schwangerschaft

Die Gewichtszunahme während der Schwangerschaft hat Bedeutung für das maternale und fetale Outcome (BIANCO *et al.* 1998, SAFTLAS *et al.* 2000, LU *et al.* 2001, THORSDOTTIR *et al.* 2002, JENSEN *et al.* 2005, SUKALICH *et al.* 2006, FREDERICK *et al.* 2007). Sie wird von den Körpermaßen der Frauen (Körpergewicht zu Beginn der Schwangerschaft und Körperhöhe) maßgeblich beeinflusst. Körperhöhe und Gewichtszuwachs sind positiv korreliert (VOIGT *et al.* 2004, 2007; OCHSENBEIN-KÖLBLE *et al.* 2007). Der durchschnittliche Gewichtszuwachs in der Schwangerschaft nimmt (ab einem Körpergewicht von 63 kg) mit steigendem Ausgangsgewicht ab (VOIGT *et al.* 2007).

Wenn Körpergewicht und Körperhöhe über den BMI gekoppelt werden, steigt das durchschnittliche Gewicht der Schwangeren mit zunehmendem BMI ebenso an wie mit zunehmendem Ausgangsgewicht (Abb. 19). Aus der vorliegenden Studie ergibt sich, dass der BMI und der Gewichtszuwachs invers korreliert sind (Abb. 26). Die durchschnittliche Körperhöhe der Schwangeren bleibt mit Zunahme des BMI nahezu gleich (Abb. 18).

Folglich wird bei einer Beurteilung der schwangerschaftsbedingten Gewichtszunahme nach dem BMI der Einfluss der Körperhöhe auf die Gewichtszunahme nicht berücksichtigt. Frauen mit gleich hohem BMI, aber differenten Körpermaßen, so auch variabler Körperhöhe können sich aber bezüglich ihrer Gewichtsentwicklung während der Schwangerschaft deutlich unterscheiden (VOIGT *et al.* 2007).

Da der maternale BMI hiernach nicht für klinisch relevante Aussagen zur Gewichtszunahme in der Schwangerschaft geeignet erscheint, erübrigt sich eine weiterführende Diskussion.

5 Schlussfolgerungen

1. Die *Adipositas* ist ein relevanter Risikofaktor für die Entstehung und den Verlauf von chronischen Krankheiten (Hypertonie, Diabetes mellitus, metabolisches Syndrom), deren Prävalenzen auch bei Frauen im gebärfähigen Alter zunehmen. Sowohl eine fortdauernde Adipositas als auch ein Typ-2-Diabetes und eine chronische Hypertonie sind Komponenten des metabolischen Syndroms, dessen Inzidenz weltweit steigt. In den entwickelten Ländern sind gegenwärtig 20% – 30% der Erwachsenen (FORD *et al.* 2002, PARK *et al.* 2003, BENTLEY-LEWIS *et al.* 2007, ISRAILI *et al.* 2007), zunehmend häufig schon Kinder und Jugendliche (BONEY *et al.* 2005, WANG *et al.* 2007) und in den USA bereits 15% der Frauen im reproduktiven Alter (FORD *et al.* 2002) davon betroffen.

Die *Adipositas in der Schwangerschaft*

- steigert maternale Risiken für die Entwicklung und Ausprägung von schwangerschaftsspezifischen Erkrankungen, wie SIH, Präeklampsie/Eklampsie und GDM
- erhöht fetale/neonatale Risiken für Spontanaborte und Totgeburten sowie angeborene Fehlbildungen, Frühgeburtlichkeit und Makrosomie/Hypertrophie Neugeborener
- ist ein wichtiger Prädiktor für eine Adipositas im späteren Leben
- begünstigt bei den Nachkommen schon im Kindes- und Jugendalter die Ausbildung einer Adipositas und deren Folgeerkrankungen
- wirkt sich vermutlich sogar durch intergenerative Transmission auf nachfolgende Generationen aus (PLAGEMANN 2003)

2. *Makrosome/hypertrophe Neugeborene*

- haben ein bis zu 9-mal höheres Risiko als eutrophe Neugeborene, adipöse Erwachsene zu werden (BAIRD *et al.* 2005) und Folgeerkrankungen der Adipositas (Typ-2-Diabetes, chronische Hypertonie, metabolisches Syndrom) auszubilden

  Mit der zunehmenden Häufigkeit von makrosomen/hypertrophen Neugeborenen infolge anwachsender Inzidenz der Adipositas bei Frauen im gebärfähigen Alter (ANANTH UND WEN 2002, ØRSKOU *et al.* 2003, SURKAN *et al.* 2004) steigt die Adipositasprävalenz bei Kindern, Jugendlichen und Erwachsenen weiter an (OKEN UND GILLMAN 2003).

3. *Frauen mit GDM*

- neigen zu Hypertonie und Präeklampsie sowie zur späteren Entwicklung eines Typ-2-Diabetes und eines metabolischen Syndroms
- weisen erhöhte Risiken für eine fetale/neonatale Makrosomie auf
- haben Nachkommen mit gesteigerten Risiken für eine Adipositas und einen Typ-2-Diabetes, die sich schon im Kindes- und Jugendalter manifestieren können

Aufgrund der hohen Prävalenz des GDM in Deutschland von > 10% (PLAGEMANN 2003) und wegen der Folgen eines oft zu spät oder gar nicht erkannten bzw. unbehandelten GDM für die Schwangeren und deren Nachkommen ist bei maternaler Adipositas unbedingt ein oraler Glukosetoleranz-Test (75-g-oGTT) bereits im 1. Trimenon erforderlich (SCHÄFER-GRAF 2004). Anzustreben ist ein generelles GDM-Screening für alle Schwangeren.

4. Die maternale Adipositas

- ist ein wichtiger Risikofaktor für die *Frühgeburtlichkeit*

In den entwickelten Ländern gehen mehr als 70% der peri-/neonatalen Gesamtmorbidität und -mortalität zu Lasten von Frühgeborenen (BRIESE *et al.* 2000). Sehr frühe Frühgeborene (≤ 31 SSW), die etwa 1% aller Lebendgeborenen ausmachen (WULF 1997), sind besonders gefährdet. Die Frühgeburtlichkeit ist derzeit das für die gesundheitliche und Entwicklungsprognose des Kindes wichtigste Problem der modernen Geburtsmedizin. Darüber hinaus bringt sie hohe Kosten und Folgekosten mit sich.

5. Abgesehen von der routinemäßigen Bestimmung des Gestationsalters im ersten Trimenon sind bei adipösen Frauen während der Schwangerschaft wiederholt sorgfältige *sonographische Untersuchungen (Screening auf fetale Fehlbildungen, fetale Biometrie)*, ggf. auch Doppler-Flow-Messungen der uteroplazentaren Arterien indiziert, da

- die maternale Adipositas für Fehlbildungen disponiert, ebenso der präkonzeptionelle Diabetes mellitus und das Rauchen
- sowohl die maternale Adipositas als auch der Diabetes mellitus (präkonzeptioneller Diabetes mellitus und GDM) eine fetale/neonatale Makrosomie begünstigen
- sich maternale Schwangerschaftserkrankungen (SIH/Präeklampsie) und das Rauchen in der Schwangerschaft negativ auf das fetale Wachstum (IUGR) und das Geburtsgewicht (neonatale Hypotrophie) auswirken können

Zum Ausschluss von fetalen Fehlbildungen, insbesondere Neuralrohrdefekten mithilfe der – bei Adipositas je nach Ausprägung mehr oder weniger schwierigen – sonographischen Untersuchungen ist die 18. – 20. SSW am besten geeignet (YU *et al.* 2006).

6. Das *Rauchen* der Frauen vor Eintritt bzw. während einer Schwangerschaft

- erhöht dosisabhängig den BMI und fördert damit die Entstehung einer Adipositas
- steigert BMI-abhängige Risiken für schwangerschaftsbedingte maternale Erkrankungen (SIH, Präeklampsie/Eklampsie, GDM)
- begünstigt die spätere Entwicklung eines Typ-2-Diabetes und eines metabolischen Syndroms
- erhöht die Risiken für angeborene Fehlbildungen, Spontanaborte, Totgeburten, Frühgeburten und IUGR/ SGA-Geburten
- fördert bei den Nachkommen die Ausbildung einer Adipositas

Aufgrund der negativen Auswirkungen auf die maternalen und fetalen/neonatalen Risiken sowie im Hinblick auf die Langzeitfolgen ist das Rauchen sowohl präkonzeptionell als auch in der Schwangerschaft zu unterlassen.

Erfreulich ist, dass die Prävalenz des Rauchens während der Schwangerschaft schon in einigen entwickelten Ländern sinkt (CNATTINGIUS UND LAMBE 2002). Die Erfolge eines strukturierten Interventionsprogramms in Schweden (HAGLUND 1999, SYLWAN 1999) sollten auch in Deutschland zu einem aktiven, interdisziplinären Vorgehen gegen das Rauchen bei Frauen vor Eintritt und in der Schwangerschaft ermutigen, zumal Frauen vor einer geplanten Schwangerschaft und in Erwartung eines Kindes eher motivierbar sind als in anderen Lebenssituationen.

7. *Adipöse Schwangere* sind als *Risikoschwangere* zu betrachten. Von mancher Seite (KRISHNAMOORTHY *et al.* 2006, GALTIER *et al.* 2008) werden sie im Hinblick auf die maternalen, geburtshilflichen und fetalen/neonatalen Risiken als Hoch-Risiko-Schwangere angesehen, zumal bei extremer Ausprägung der Adipositas (CEDERGREN 2004).

Adipöse Frauen benötigen eine planmäßige, integrative und multidisziplinäre Betreuung. Der Schwangerschaft sollten präventive Maßnahmen (Aufklärung über die Risiken einer Adipositas, präkonzeptionelle Gewichtsabnahme, wiederholtes Screening auf chronische Krankheiten, Diät, körperliche Aktivität mit realistischen Zielen) vorausgehen und nachsorgende Maßnahmen (Prävention einer Gewichtsretention, Screening auf Typ-2-Diabetes) folgen.

Die Prävention einer maternalen Adipositas hat nur dann Erfolg, wenn es gelingt,

- das Körpergewicht bzw. den BMI bereits präkonzeptionell zu reduzieren (nicht jedoch während einer Schwangerschaft) und
- eine postpartale Gewichtsretention zu vermeiden, die sich sowohl auf den gesundheitlichen Status der Mutter als auch auf nachfolgende Schwangerschaften negativ auswirken kann.

Die NATIONAL INSTITUTES OF HEALTH (1998) der USA empfehlen eine präkonzeptionelle Gewichtsabnahme von 10% in einem Zeitraum von ≥ 6 Monaten.

Darüber hinaus stellt die Adipositas, insbesondere die Adipositas in der Schwangerschaft nicht nur ein hohes individuelles Gesundheitsrisiko, sondern auch ein gravierendes gesundheitspolitisches Problem dar. Um die Adipositas wirksam und nachhaltig beeinflussen zu können, sollten schon im frühen Kindesalter umfassende Präventions- und Interventionsmaßnahmen einsetzen und langfristig konsequent fortgeführt werden. Deutschland bedarf einer nationalen Aktion zur Adipositasprävention, wie sie bereits in Australien als bisher einzigem Land der Welt mit Erfolg praktiziert wurde (NATIONAL HEALTH AND MEDICAL RESEARCH COUNCIL 1997). Andernfalls ist mit schwerwiegenden Folgen für die Gesundheit, die gesundheitsbezogene Lebensqualität und die Lebenserwartung der Betroffenen sowie mit erheblichen ökonomischen Belastungen des Gesundheitswesens zu rechnen.

6 Zusammenfassung

Fragestellung

Mit der vorliegenden retrospektiven Studie sollte geklärt werden, ob Zusammenhänge zwischen einer zu Beginn der Schwangerschaft vorhandenen Adipositas (BMI ≥ 30,00 kg/m²) und Risiken für die werdende Mutter bzw. das sich in utero entwickelnde Kind bestehen und inwieweit solche Risiken mit ansteigendem BMI zunehmen. Dabei war auch zu prüfen, inwiefern sich die maternale Adipositas auf die somatische Klassifikation der Neugeborenen auswirkt. Weiterhin galt es abzuschätzen, ob einzelne maternale Einflussgrößen potenziell imstande sind, die Adipositas zu verstärken und damit auch deren Risiken zu erhöhen.

Methodik

In die Untersuchungen wurden 508.926 Frauen mit einer Einlingsschwangerschaft eingeschlossen. Das aus 8 Bundesländern stammende Datenmaterial ging aus der im Zeitraum von 1998 bis 2000 einheitlich durchgeführten deutschen Perinatalerhebung hervor. 51.506 (10,3%) der 499.267 Frauen, deren BMI sich berechnen ließ, waren zu Beginn der Schwangerschaft adipös (BMI ≥ 30,00 kg/m²), wobei die Adipositas bei 36.087 (7,2%) Frauen mäßig (BMI 30,00 – 34,99 kg/m²), bei 11.444 (2.3%) Frauen stark (BMI 35,00 – 39,99 kg/m²) und bei 3.975 (0,8%) Frauen extrem ausgeprägt (BMI ≥ 40,00 kg/m²) war. Die adipösen wurden mit 320.148 normalgewichtigen Frauen (BMI 18,50 – 24,99 kg/m²) verglichen. 107.789 übergewichtige (BMI 25,00 – 29,99 kg/m²) und 19.824 untergewichtige Frauen (BMI < 18,50 kg/m²) wurden nicht in die Studie einbezogen. Die Neugeborenen wurden nach Geburtsgewicht und Gestationsalter klassifiziert. Zur Abgrenzung hyper- und hypotropher von eutrophen Neugeborenen dienten die 90. bzw. die 10. gestationsalterbezogene Geburtsgewichtsperzentile, deren Berechnung die Geburtsgewichtsdaten aller Neugeborenen der Datenbank zugrunde lagen. Die statistischen Analysen des Datenmaterials erfolgten mithilfe des Programmpaketes SPSS, Version 13.0, die Signifikanzprüfungen mittels Chi^2- und t-Test.

Ergebnisse

- Die Prävalenzen der schwangerschaftsassoziierten maternalen Erkrankungen liegen bei den adipösen (BMI ≥ 30,00 kg/m²) BMI-abhängig deutlich höher als bei den normalgewichtigen Frauen (BMI 18,50 – 24,99 kg/m²). Bei den extrem adipösen Frauen (BMI ≥ 40,00 kg/m²) sind die Prävalenzraten der Hypertonie und der Präeklampsie 15-fach (von 1,2% auf 18,3%) bzw. 11-fach (von 1,6% auf 17,8%) sowie die Raten des präkonzeptionellen Diabetes mellitus und des GDM jeweils 9-fach erhöht.
- Den Schwangerschaften vorausgegangene Aborte bzw. Totgeburten sind statistisch signifikant häufiger mit den Frauen der Adipositasgruppen (BMI ≥ 30,00 kg/m²) als mit den normalgewichtigen Frauen (BMI 18,50 – 24,99 kg/m²) assoziiert. Die Totgeburtenrate (Apgar-Wert 1' post natum = 0) wächst im Vergleich zu den normalgewichtigen bei den extrem adipösen Frauen (BMI ≥ 40,00 kg/m²) signifikant von 0,2% auf 0,5% an.
- Mit Zunahme des maternalen BMI erhöht sich die neonatale Fehlbildungsrate von 1,8% (normalgewichtige Mütter: BMI 18,50 – 24,99 kg/m²) auf 2,4 % (extrem adipöse Mütter: BMI ≥ 40,00 kg/m²).
- Die Frühgeborenenrate (Gestationsalter: ≤ 36 vollendete SSW) nimmt mit steigendem maternalen BMI stetig und statistisch signifikant von 6,2% (normalgewichtige Mütter: BMI 18,50 – 24,99 kg/m²) auf 7,9% (extrem adipöse Mütter: BMI ≥ 40,00 kg/m²) zu. Außerdem vergrößern sich die Raten der mäßig frühen (32 – 36 vollendete SSW) und der sehr frühen Frühgeborenen (≤ 31 vollendete SSW).
- Anhand der Apgar-Werte zeigt sich, dass die initiale Anpassung der Neugeborenen der adipösen (BMI ≥ 30,00 kg/m²), speziell der extrem adipösen Mütter (BMI ≥ 40,00 kg/m²) gegenüber den Neugeborenen der normalgewichtigen Mütter (BMI 18,50 – 24,99 kg/m²) statistisch signifikant verzögert ist.
- Das Geburtsgewicht nimmt mit steigendem maternalen BMI statistisch signifikant von 3360 g (normalgewichtige Mütter: BMI 18,50 – 24,99 kg/m²) auf 3586 g (extrem adipöse Mütter: BMI ≥ 40,00 kg/m²), d.h. um durchschnittlich 226 g, zu.
- Die somatische Klassifikation der Neugeborenen nach Geburtsgewicht und Schwangerschaftsdauer lässt erkennen, dass die neonatale Makrosomie-/Hypertrophierate von 7,9%

(normalgewichtige Mütter: BMI 18,50 – 24,99 kg/m²) mit Zunahme des maternalen BMI kontinuierlich und statistisch signifikant auf 23,0% (extrem adipöse Mütter: BMI ≥ 40,00 kg/m²) anwächst. Zugleich vergrößert sich die Rate der Neugeborenen mit einem Geburtsgewicht ab 4.000 g von 9,9% auf 24,8%. Die neonatale Hypotrophierate sinkt von 10,3% bis 6,3% ab. Die Makrosomie-/Hypertrophierate der Neugeborenen der adipösen Raucherinnen verringert sich gegenüber den Neugeborenen der adipösen Nichtraucherinnen unter den Müttern um maximal 9,0%. Dagegen steigt die Hypotrophierate der Neugeborenen der adipösen Raucherinnen an.

- Die Multiparität und das Rauchen können BMI-abhängige maternale und fetale/neonatale Risiken der Adipositas in der Schwangerschaft wirksam erhöhen, wohingegen das Gebäralter nicht als relevante Einflussgröße für den maternalen BMI in Betracht kommt.

Schlussfolgerungen

Adipöse Schwangere bedürfen als Risikoschwangere einer umfassenden Betreuung einschließlich einer adäquaten Nachsorge. Ein GDM-Screening mithilfe des oralen Glukosetoleranz-Tests (75-g-oGTT) ist bereits im 1. Trimenon angezeigt. Im Hinblick auf die maternalen und fetalen/neonatalen Risiken der Adipositas in der Schwangerschaft wird adipösen Frauen eine präkonzeptionelle Gewichtsreduktion nachdrücklich empfohlen. Sowohl vor Eintritt als auch während einer Schwangerschaft ist das Rauchen zu unterlassen. Angesichts der hohen und steigenden Prävalenz, insbesondere auch bei Frauen im gebärfähigen Alter und sogar schon bei Kindern stellt die Adipositas ein gravierendes gesellschaftliches Problem dar, das nur durch eine nationale Aktion zur Adipositasprävention gelöst werden kann.

7. Literaturverzeichnis

1 *Abenhaim HA, Kinch RA, Morin L, Benjamin A, Usher R*: Effect of prepregnancy body mass index categories on obstetrical and neonatal outcomes. Arch Gynecol Obstet 275 (2007) 39 – 43

2 *Ananth CV und, Vintzileos AM*: Maternal-fetal conditions necessitating a medical intervention resulting in preterm birth. Am J Obstet Gynecol 195 (2006): 1557 – 1563

3 *Ananth CV und Wen SW*: Trends in fetal growth among singleton gestations in the United States and Canada, 1985 through 1998. Semin Perinatol 26 (2002): 260 – 267

4 *Anderson JL, Waller DK, Canfield MA, Shaw GM, Watkins ML, Werler MM*: Maternal obesity, gestational diabetes, and central nervous system birth defects. Epidemiology 16 (2005): 87 – 92

5 *Baeten JM, Bukusi EA, Lambe M*: Pregnancy complications and outcomes among overweight and obese nulliparous women. Am J Public Health 91 (2001): 436 – 440

6 *Baird J, Fisher D, Lucas P, Kleijnen J, Roberts H, Law C*: Being big or growing fast: systematic review of size and growth in infancy and later obesity. BMJ 331 (2005): 929

7 *Balkau B, Deanfield JE, Després JP, Bassand JP, Fox KAA, Smith SC Jr, Barter P, Tan CE, Van Gaal L, Wittchen HU, Massien C, Haffner SM*: International Day for the Evaluation of Abdominal Obesity (IDEA): a study of waist circumference, cardiovascular disease, and diabetes mellitus in 168,000 primary care patients in 63 countries. Circulation 116 (2007): 1942 – 1951

8 *Bentley-Lewis R, Koruda K, Seely EW*: The metabolic syndrome in women. Nat Clin Pract Endocrinol Metab 3 (2007): 696 – 704

9 *Benyshek DC*: The developmental origins of obesity and related health disorders – prenatal and perinatal factors. Coll Antropol 31 (2007): 11 – 17

10 *Bergmann KE und Mensink GBM*: Körpermaße und Übergewicht. Gesundh.wesen 61, Sonderheft 2 (1999): S115 – S120

11 *Bhattacharya S, Campbell DM, Liston WA, Bhattacharya S*: Effect of body mass index on pregnancy outcomes in nulliparous women delivering singleton babies. BMC Public Health 7 (2007): 168

12 *Bianco AT, Smilen SW, Davis Y, Lopez S, Lapinski R, Lockwood CJ*: Pregnancy outcome and weight gain recommendations for the morbidly obese women. Obstet Gynecol 91 (1998): 97 – 102

13 *Bo S, Monge L, Macchetta C, Menato G, Pinach S, Uberti B, Pagano G*: Prior gestational hyperglycemia: a long-term predictor of the metabolic syndrome. J Endocrinol Invest 27 (2004): 629 – 635

14 *Bodnar LM, Ness RB, Markovic N, Roberts JM*: The risk of preeclampsia rises with increasing prepregnancy body mass index. Ann Epidemiol 15 (2005): 475 – 482

15 *Boney CM, Verma A, Tucker R, Vohr BR*: Metabolic syndrome in childhood: association with birth weight, maternal obesity, and gestational diabetes mellitus. Pediatrics 115 (2005): e290 – e296

16 *Briese V*: Diabetes mellitus und Schwangerschaft. In: *Rath W, Friese K* (Hrsg): Erkrankungen in der Schwangerschaft. Kapitel 19: Endokrine Erkrankungen. Georg Thieme Verlag, Stuttgart New York 2005: 268 – 282

17 *Briese V, Plath C, Friese K*: Vorwort: Zu *Friese K, Plath C, Briese V*: Frühgeburt und Frühgeborenes. Eine interdisziplinäre Aufgabe. Springer-Verlag, Berlin Heidelberg 2000

18 *Bryson CL, Ioannou GN, Rulyak SJ, Critchlow C*: Association between gestational diabetes and pregnancy-induced hypertension. Am J Epidemiol 158 (2003): 1148 – 1153

19 *Burguet A, Kaminski M, Abraham-Lerat L, Schaal JP, Cambonie G, Fresson J, Grandjean H, Truffert P, Marpeau L, Voyer M, Rozé JC, Treisser A, Larroque B; EPIPAGE Study Group*: The complex relationship between smoking in pregnancy and very preterm delivery. Results of the Epipage study. Br J Obstet Gynaecol 111 (2004): 258 – 265

20 *Callaway LK, Prins JB, Chang AM, McIntyre HD*: The prevalence and impact of overweight and obesity in an Australian obstetric population. Med J Aust 184 (2006): 56 – 59

21 *Castro LC und Avina RL*: Maternal obesity and pregnancy outcomes. Curr Opin Obstet Gynecol 14 (2002): 601 – 606

22 *Catalano PM und Ehrenberg HM*: The short- and long-term implications of maternal obesity on the mother and her offspring. Br J Obstet Gynaecol 113 (2006): 1126 – 1133

23 *Cedergren MI*: Maternal morbid obesity and the risk of adverse pregnancy outcome. Obstet Gynecol 103 (2004): 219 – 224

24 *Cedergren MI und Källén BA*: Maternal obesity and infant heart defects. Obes Res 11 (2003): 1065 bis 1071

25 *Cedergren MI und Källén B*: Maternal obesity and the risk for orofacial clefts in the offspring. Cleft Palate Craniofac J 42 (2005): 367 – 371

26 *Cheng CJ, Bommarito K, Noguchi A, Holcomb W, Leet T*: Body mass index change between pregnancies and small for gestational age births. Obstet Gynecol 104 (2004): 286 – 292

27 *Clauss G und Ebner H*: Grundlagen der Statistik für Psychologen, Pädagogen und Soziologen. Volk u. Wissen Verlag, Berlin 1974

28 *Clausson B, Cnattingius S, Axelsson O*: Preterm and term births of small for gestational age infants: a population-based study of risk factors among nulliparous women. Br J Obstet Gynaecol 105 (1998): 1011 – 1017

29 *Cnattingius S, Bergström R, Lipworth L, Kramer MS*: Prepregnancy weight and the risk of adverse pregnancy outcomes. N Engl J Med 338 (1998): 147 – 152

30 *Cnattingius S und Lambe M*: Trends in smoking and overweight during pregnancy: prevalence, risks of pregnancy complications, and adverse pregnancy outcomes. Semin Perinatol 26 (2002): 286 – 295

31 *Cnattingius S und Stephansson O*: The epidemiology of stillbirth. Semin Perinatol 26 (2002): 25 – 30

32 *Dabelea D*: The predisposition to obesity and diabetes in offspring of diabetic mothers. Diabetes Care 30 (2007): S169 – S174

33 *Dekker G und Sibai B*: Primary, secondary, and tertiary prevention of pre-eclampsia. Lancet 357 (2001): 209 – 215

34 *Deutsche Adipositas-Gesellschaft (DAG), Deutsche Diabetes-Gesellschaft (DDG), Deutsche Gesellschaft für Ernährung (DGE), Deutsche Gesellschaft für Ernährungsmedizin (DEM):* Prävention und Therapie der Adipositas. Evidenzbasierte Leitlinie, Version 2006

35 *Dietl J*: Maternal obesity and complications during pregnancy. J Perinat Med 33 (2005): 100 – 105

36 *Dötsch J und Schild RL*: Fetale Programmierung. Frühe Einflüsse prägen fürs ganze Leben. gynäkologie + geburtshilfe 5/2004: 26 – 28

37 *Driul L, Cacciaguerra G, Citossi A, Martina MD, Peressini L, Marchesoni D:* Prepregnancy body mass index and adverse pregnancy outcomes. Arch Gynecol Obstet 278 (2008): 23 – 26

38 *Ebbeling CB, Pawlak DB, Ludwig DS*: Childhood obesity: public-health crisis, common sense cure. Lancet 360 (2002): 473 – 482

39 *Ehrenberg HM, Mercer BM, Catalano PM*: The influence of obesity and diabetes on the prevalence of macrosomia. Am J Obstet Gynecol 191 (2004): 964 – 968

40 *Ehrsam R, Stoffel S, Mensink G, Melges T*: Übergewicht und Adipositas in den USA, Deutschland, Österreich und der Schweiz. Dtsch Z Sportmed 55 (2004): 278 – 285

41 *England LJ, Levine RJ, Qian C, Morris CD, Sibai BM, Catalano PM, Curet LB, Klebanoff MA*: Smoking before pregnancy and risk of gestational hypertension and preeclampsia. Am J Obstet Gynecol 186 (2002): 1035 – 1040

42 *Feldman B, Yaron Y, Critchfield G, Leon J, O'Brien JE, Johnson MP, Evans MI*: Distribution of neural tube defects as a function of maternal weight: no apparent correlation. Fetal Diagn Ther 14 (1999): 185 – 189

43 *Flegal KM, Carroll MD, Kuczmarski RJ, Johnson CL*: Overweight and obesity in the United States: prevalence and trends, 1960 – 1994. Int J Obes Relat Metab Disord 22 (1998): 39 – 47

44 *Flegal KM, Carroll MD, Ogden CL, Johnson CL*: Prevalence and trends in obesity among US adults, 1999 – 2000. JAMA 288 (2002): 1723 – 1727

45 *Ford ES, Giles WH, Dietz WH*: Prevalence of the metabolic syndrome among US adults: findings from the third National Health and Nutrition Examination Survey. JAMA 287 (2002): 356 – 359

46 *Frederick IO, Rudra CB, Miller RS, Foster JC, Williams MA*: Adult weight change, weight cycling, and prepregnancy obesity in relation to risk of preeclampsia. Epidemiology 17 (2006): 428 – 434

47 *Frederick IO, Williams MA, Sales AE, Martin DP, Killien M*: Pre-pregnancy body mass index, gestational weight gain, and other maternal characteristics in relation to infant birth weight. Matern Child Health J (2007)

48 *Frye C und Heinrich J*: Trends and predictors of overweight and obesity in East German children. Int J Obes Relat Metab Disord 27 (2003): 963 – 969

49 *Galtier F, Raingeard I, Renard E, Boulot P, Bringer J*: Optimizing the outcome of pregnancy in obese women: From pregestational to long-term management. Diabetes Metab 34 (2008): 19 – 25

50 *Getahun D, Ananth CV, Peltier MR, Salihu HM, Scorza WE*: Changes in prepregnancy body mass index between the first and second pregnancies and risk of large-for-gestational-age birth. Am J Obstet Gynecol 196 (2007): 530.e1 – 8

51 *Gross T, Sokol RJ, King KC*: Obesity in pregnancy: risks and outcome. Obstet Gynecol 56 (1980): 446 – 450

52 *Grossetti E, Beucher G, Régeasse A, Lamendour N, Herlicoviez M, Dreyfus M*: (Obstetrical complications of morbid obesity). J Gynecol Obstet Biol Reprod (Paris) 33 (2004): 739 – 744

53 *Haglund M*: Smoke-free pregnancy and early childhood – a nationwide intervention programme in Sweden (Part I). In: *Lang P, Greiser E* (eds): European Symposium on Smoking and Pregnancy – Taking the Chance for Action. Proceedings. Bremen Institute for Prevention Research and Social Medicine (BIPS). Bremen, May 25 – 27, 1998. Universität Bremen, BIPS, 1999: 93 – 102

54 *Haustein KO*: Rauchen, Nikotin und Schwangerschaft. Geburtsh Frauenheilk 60 (2000): 11 – 19

55 *Health Survey for England* 2004 – updating of trend tables to include 2004 data. Health and Social Care Information Centre, Part of the Government Statistical Service, Leeds 2005. ISBN: 1-84636-033-1

56 *Hebebrand J, Dabrock P, Lingenfelder M, Mand E, Rief W, Voit W*: Ist Adipositas eine Krankheit? Interdisziplinäre Perspektiven. Dtsch Ärztebl 101 (2004): A-2468 – 2474

57 *Helmert U und Strube H*: Die Entwicklung der Adipositas in Deutschland im Zeitraum von 1985 bis 2002. Gesundh.wesen 66 (2004): 409 – 415

58 *Hendler I, Blackwell SC, Bujold E, Treadwell MC, Wolfe HM, Sokol RJ, Sorokin Y:* The impact of maternal obesity on midtrimester sonographic vizualisation of fetal cardiac and craniospinal structures. Int J Obes Relat Metab Disord 28 (2004): 1607 – 1611

59 *Hendricks KA, Nuno OM, Suarez L, Larsen R*: Effects of hyperinsulinemia and obesity on risk of neural tube defects among Mexican Americans. Epidemiology 12 (2001): 630 – 635

60 *Heslehurst N, Ells LJ, Simpson H, Batterham A, Wilkinson J, Summerbell CD*: Trends in maternal obesity incidence rates, demographic predictors, and health inequalities in 36,821 women over a 15-year period. Br J Obstet Gynaecol 114 (2007): 187 – 194

61 *Hrazdilova O, Unzeitig V, Zuojil V, Izakovicova-Holla L, Janku P, Vasku A:* Relationship of age and the body mass index to selected hypertensive complications in pregnancy. Int J Gynaecol Obstet 75 (2001): 165 – 169

62 *Israili ZH, Lyoussi B, Hernández-Hernández R, Velasco M*: Metabolic syndrome: treatment of hypertensive patients. Am J Ther 14 (2007): 386 – 402

63 *James PT, Leach R, Kalamara E, Shayeghi M*: The worldwide obesity epidemic. Obes Res 9, Suppl 4 (2001): 228S – 233S

64 *Jansen P, Neumaier-Wagner PM, Leeners B, Kuse S, Rath W*: Untersuchung des Einflusses von BMI, mütterlichem Alter sowie Parität auf die Entstehung verschiedener hypertensiver Schwangerschaftskomplikationen. Z Geburtsh Neonatol 207 (2003) – 21. Deutscher Kongress für Perinatale Medizin, Berlin 27.11. – 29.11.2003 (Abstract)

65 *Jensen DM, Damm P, Sørensen B, Mølsted-Pedersen L, Westergaard JG, Ovesen P, Beck-Nielsen H*: Pregnancy outcome and prepregnancy body mass index in 2459 glucose-tolerant Danish women. Am J Obstet Gynecol 189 (2003): 239 – 244

66 *Jensen DM, Ovesen P, Beck-Nielsen H, Mølsted-Pedersen L, Sørensen B, Vinter C, Damm P*: Gestational weight gain and pregnancy outcomes in 481 obese glucose-tolerant women. Diabetes Care 28 (2005): 2118 – 2122

67 *Jolly MC, Sebire NJ, Harris JP, Regan L, Robinson S*: Risk factors for macrosomia and its clinical consequences: a study of 350,311 pregnancies. Eur J Obstet Gynecol Reprod Biol 111 (2003): 9 – 14

68 *Kalies H, Lenz J, von Kries R*: Prevalence of overweight and obesity and trends in body mass index in German pre-school children, 1982 – 1997. Int J Obes Relat Metab Disord 26 (2002): 1211 – 1217

69 *Kanagalingam MG, Forouhi NG, Greer IA, Sattar N*: Changes in booking body mass index over a decade: retrospective analysis from a Glasgow Maternity Hospital. Br J Obstet Gynaecol 112 (2005): 1431 – 1433

70 *Kautzky-Willer A und Winzer C*: Übergewicht und Diabetes mellitus in der Schwangerschaft. J Ernährungsmed 4, Ausgabe für Schweiz (2002): 5 – 9

71 *Kessner L*: Adipositas aus gesamtmedizinischer Sicht. Ernährungs-Umschau 52 (2005): 509 – 511

72 *Kjos SL und Buchanan TA*: Gestational diabetes mellitus. N Engl J Med 341 (1999): 1749 – 1756

73 *Kjos SL, Peters RK, Xiang A, Henry OA, Montoro M, Buchanan TA*: Predicting future diabetes in Latino women with gestational diabetes. Utility of early postpartum glucose tolerance testing. Diabetes 44 (1995): 586 – 591

74 *Koletzko B, Girardet JP, Klish W, Tabacco O*: Obesity in children and adolescents worldwide: current views and future directions – Working Group Report of the First World Congress of Pediatric Gastroenterology, Hepatology, and Nutrition. J Pediatr Gastroenterol Nutr 35, Suppl 2 (2002): S205 – S212

75 *Krentz H*: Statistische Analysen und Datenverwaltung mit SPSS in der Medizin. Shaker Verlag, Aachen 2002. ISBN 3-8265-9937-3

76 *Krishnamoorthy U, Schram CM, Hill SR*: Maternal obesity in pregnancy: Is it time for meaningful research to inform preventive and management strategies? Br J Obstet Gynaecol 113 (2006): 1134 bis 1140

77 *Kristensen J, Vestergaard M, Wisborg K, Kesmodel U, Secher NJ*: Pre-pregnancy weight and the risk of stillbirth and neonatal death. Br J Obstet Gynaecol 112 (2005): 403 – 408

78 *Kromeyer-Hauschild K, Wabitsch M, Kunze D, Geller F, Geiß HC, Hesse V, von Hippel A, Jaeger U, Johnsen D, Korte W, Menner K, Müller G, Müller JM, Niemann-Pilatus A, Remer T, Schaefer F, Wittchen HU, Zabransky S, Zellner K, Ziegler A, Hebebrand J*: Perzentile für den Body-mass-Index für das Kindes- und Jugendalter unter Heranziehung verschiedener deutscher Stichproben. Monatsschr Kinderheilkd 149 (2001): 807 – 818

79 *Kromeyer-Hauschild K, Zellner K, Jaeger U, Hoyer H*: Prevalence of overweight and obesity among school children in Jena (Germany). Int J Obes Relat Metab Disord 23 (1999): 1143 – 1150

80 *Kumari AS*: Pregnancy outcome in women with morbid obesity. Int J Gynaecol Obstet 73 (2001): 101 – 107

81 *Kunze M*: Zusammenhänge zwischen Adipositas und maternalen Erkrankungen in der Schwangerschaft unter Berücksichtigung ausgewählter Einflussgrößen der Mütter für den Body-Mass-Index (BMI). Analyse von Daten aus der deutschen Perinatalerhebung der Jahre 1995 – 2000. Inaugural-Dissertation, Ernst-Moritz-Arndt-Universität Greifswald 2008

82 *Lam PK, Torfs CP, Brand RJ*: A low pregnancy body mass index is a risk factor for an offspring with gastroschisis. Epidemiology 10 (1999): 717 – 721

83 *Lashen H, Fear K, Sturdee DW*: Obesity is associated with increased risk of first trimester and recurrent miscarriage: matched case-control study. Hum Reprod 19 (2004): 1644 – 1646

84 *Lauenborg J, Hansen T, Jensen TM, Vestergaard H, Mølsted-Pedersen L, Hornnes P, Locht H, Pedersen O, Damm P*: Increasing incidence of diabetes after gestational diabetes: a long-term follow-up in a Danish population. Diabetes Care 27 (2004): 1194 – 1199

85 *Lauenborg J, Mathiesen E, Hansen T, Glümer C, Jørgensen T, Borch-Johnsen K, Hornnes P, Pedersen O, Damm P*: The prevalence of the metabolic syndrome in a Danish population of women with previous gestational diabetes mellitus is three-fold higher than in the general population. J Clin Endocrinol Metab 90 (2005): 4004 – 4010

86 *Leeners B, Rath W, Kuse S, Irawan C, Imthurn B, Neumaier-Wagner P: BMI*: New aspects of a classical risk factor for hypertensive disorders in pregnancy. Clin Sci (Lond) 111 (2006): 81 – 86

87 *Lindsay RS, Hanson RL, Bennett PH, Knowler WC*: Secular trends in birth weight, BMI, and diabetes in the offspring of diabetic mothers. Diabetes Care 23 (2000): 1249 – 1254

88 *Lissau I, Overpeck MD, Ruan WJ, Due P, Holstein BE, Hediger ML; Health Behaviour in School-aged Children Obesity Working Group*: Body mass index and overweight in adolescents in 13 European countries, Israel, and the United States. Arch Pediatr Adolesc Med 158 (2004): 27 – 33

89 *Lobstein T, Rigby N, Leach R*: International Obesity Task Force (IOTF) EU Platform Briefing Paper in collaboration with the European Association for the Study of Obesity. Brussels 2005

90 *Lu GC, Rouse DJ, DuBard M, Cliver S, Kimberlin D, Hauth JC*: The effect of the increasing prevalence of maternal obesity on perinatal morbidity. Am J Obstet Gynecol 185 (2001): 845 – 849

91 *Major CA, deVeciana M, Weeks J, Morgan MA*: Recurrence of gestational diabetes: who is at risk? Am J Obstet Gynecol 179 (1998): 1038 – 1042

92 *Mensink GBM, Lampert T, Bergmann E*: Übergewicht und Adipositas in Deutschland 1984 – 2003. Bundesgesundheitsbl Gesundheitsforsch Gesundheitsschutz 48 (2005): 1348 – 1356

93 *Metwally M, Ong KJ, Ledger WL, Li TC*: Does high body mass index increase the risk of miscarriage after spontaneous and assisted conception? A meta-analysis of the evidence. Fertil Steril (2007)

94 *Mokdad AH, Serdula MK, Dietz WH, Bowman BH, Marks JS, Koplan JP:* The spread of the obesity epidemic in the United States, 1991 – 1998. JAMA 282 (1999): 1519 – 1522

95 *Montgomery SM und Ekbom A*: Smoking during pregnancy and diabetes mellitus in a British longitudinal birth cohort. BMJ 324 (2002): 26 – 27

96 *Montoro MN, Kjos SL, Chandler M, Peters RK, Xiang AH, Buchanan TA*: Insulin resistence and preeclampsia in gestational diabetes mellitus. Diabetes Care 28 (2005): 1995 – 2000

97 *Moore LL, Singer MR, Bradlee ML, Rothman KJ, Milunsky A*: A prospective study of the risk of congenital defects associated with maternal obesity and diabetes mellitus. Epidemiology 11 (2000): 689 bis 694

98 *Morrison JA, Friedman LA, Gray-McGuire* C: Metabolic syndrome in childhood predicts adult cardiovascular disease 25 years later: the Princeton Lipid Research Clinics Follow-up Study. Pediatrics 120 (2007): 340 – 345

99 *Morrison JA, Friedman LA, Wang P, Glueck CJ*: Metabolic syndrome in childhood predicts adult metabolic syndrome and type 2 diabetes mellitus 25 to 30 years later. J Pediatr 152 (2008): 201 – 206

100 *Mühlbauer H, Cholmakow-Bodechtel C, Grosche B*: Mütter, die während der Schwangerschaft rauchen, riskieren, dass ihre Kinder später an Übergewicht oder Fettleibigkeit leiden. Kongress Medizin und Gesellschaft, Augsburg 17. – 21.9.2007 (Meeting Abstract)

101 *Müller MJ, Reinehr T, Hebebrand J*: Prävention und Therapie von Übergewicht im Kindes- und Jugendalter. Dtsch Ärztebl 103 (2006): A-334 – 340

102 *National Health and Medical Research Council*: Acting on Australian weight: a strategy for prevention of overweight and obesity. Australian Government Publishing Service, Canberra 1997

103 *National High Blood Pressure Education Program Working Group on High Blood Pressure in Pregnancy*: Report. Am J Obstet Gynecol 183 (2000): S1 – S22

104 *National Institutes of Health*: Clinical Guidelines on the Identification, Evaluation, and Treatment of Overweight and Obesity in Adults: the evidence report. National Institutes of Health, Department of Health and Human Services. Bethesda, MD, 1998

105 *Nohr EA, Bech BH, Davies MJ, Frydenberg M, Henriksen TB, Olsen J*: Prepregnancy obesity and fetal death: a study within the Danish National Birth Cohort. Obstet Gynecol 106 (2005): 250 – 259

106 *Nohr EA, Bech BH, Vaeth M, Rasmussen KM, Henriksen TB, Olsen J*: Obesity, gestational weight gain and preterm birth: a study within the Danish National Birth Cohort. Paediatr Perinat Epidemiol 21 (2007): 5 –14

107 *Nucci LB, Schmidt MI, Duncan BB, Fuchs SC, Fleck ET, Santos Britto MM*: Nutritional status of pregnant women: prevalence and associated pregnancy outcomes. Rev Saude Publica 35 (2001): 502 bis 507

108 *Ochsenbein-Kölble N, Roos M, Gasser T, Zimmermann R*: Cross-sectional study of weight gain and increase in BMI throughout pregnancy. Eur J Obstet Gynecol Reprod Biol 130 (2007): 180 – 186

109 *Ørskou J, Henriksen TB, Kesmodel U, Secher NJ*: Maternal characteristics and lifestyle factors and the risk of delivering high birth weight infants. Obstet Gynecol 102 (2003): 115 – 120

110 *Ogden CL, Carroll MD, Curtin LR, McDowell MA, Tabak CJ, Flegal KM*: Prevalence of overweight and obesity in the United States, 1999 – 2004. JAMA 295 (2006): 1549 – 1555

111 *Ogden CL, Flegal KM, Carroll MD, Johnson CL*: Prevalence and trends in overweight among US children and adolescents, 1999 – 2000. JAMA 288 (2002): 1728 – 1732

112 *Oken E und Gillman MW*: Fetal origins of obesity. Obes Res 11 (2003): 496 – 506

113 *Ostlund I, Haglund B, Hanson U*: Gestational diabetes and preeclampsia. Eur J Obstet Gynecol Reprod Biol 113 (2004): 12 – 16

114 *Park YW, Zhu S, Palaniappan L, Heshka S, Carnethon MR, Heymsfield SB*: The metabolic syndrome: prevalence and associated risk factor findings in the US population from the Third National Health and Nutrition Examination Survey, 1988 – 1994. Arch Intern Med 163 (2003): 427 – 436

115 *Plagemann A*: 'Fetale Programmierung' und 'Funktionelle Teratologie': Zur perinatalen Prägung dauerhaft erhöhter Disposition für das Metabolische Syndrom X. 1. interdisziplinärer Workshop der SGA-Syndrom Arbeitsgruppe, Zweibrücken 07.02. – 08.02.2003. In: *Zabransky S* (Hrsg): SGA-Syndrom. Small for Gestational Age-Syndrome. Ursachen und Folgen. Jonas Verlag, Marburg 2003: 49 – 59

116 *Plagemann A, Harder T, Kohlhoff R, Rohde W, Dörner G*: Glucose tolerance and insulin secretion in children of mothers with pregestational IDDM or gestational diabetes. Diabetologia 40 (1997): 1094 bis 1100

117 *Pouta A, Hartikainen AL, Sovio U, Gissler M, Laitinen J, McCarthy MI, Ruokonen A, Elliott P, Järvelin MR*: Manifestations of metabolic syndrome after hypertensive pregnancy. Hypertension 43 (2004): 825 bis 831

118 *Queißer-Luft A, Kieninger-Baum D, Menger H, Stolz G, Schlaefer K, Merz E*: Erhöht mütterliche Adipositas das Risiko für kindliche Fehlbildungen? Analyse von 20.248 Neugeborenen des Mainzer Geburtenregisters zur Erfassung angeborener Fehlbildungen. Ultraschall Med 19 (1998): 40 – 44

119 *Raatikainen K, Heiskanen N, Heinonen S*: Transition from overweight to obesity worsens pregnancy outcome in a BMI-dependent manner. Obesity (Silver Spring) 14 (2006): 165 – 171

120 *Rasmussen S und Irgens LM*: Fetal growth and body proportion in preeclampsia. Obstet Gynecol 101 (2003): 575 – 583

121 *Rath W*: Hypertensive Schwangerschaftserkrankungen (HES). In: *Rath W, Friese K* (Hrsg): Erkrankungen in der Schwangerschaft. Georg Thieme Verlag, Stuttgart New York 2005: 73 – 97

122 *Ray JG, Thompson MD, Vermeulen MJ, Meier C, Wyatt PR, Wong PY, Summers AM, Farrell SA, Cole DEC*: Metabolic syndrome features and risk of neural tube defects. BMC Pregnancy Childbirth 7 (2007): 21

123 *Ray JG, Vermeulen MJ, Shapiro JL, Kenshole AB*: Maternal and neonatal outcomes in pregestational and gestational diabetes mellitus, and the influence of maternal obesity and weight gain: the DEPOSIT study. Diabetes Endocrine Pregnancy Outcome Study in Toronto. QJM 94 (2001): 347 bis 356

124 *Ray JG, Wyatt PR, Vermeulen MJ, Meier C, Cole DE*: Greater maternal weight and the ongoing risk of neural tube defects after folic acid flour fortification. Obstet Gynecol 105 (2005): 261 – 265

125 *Robert Koch-Institut* (Hrsg): Übergewicht und Adipositas. Gesundheitsberichterstattung des Bundes, Heft 16. Berlin 2003

126 *Roberts CL, Algert CS, Morris JM, Ford JB, Henderson-Smart DJ*: Hypertensive disorders in pregnancy: a population-based study. Med J Aust 182 (2005): 332 – 335

127 *Rode L, Nilas L, Wøjdemann K, Tabor A*: Obesity-related complications in Danish single cephalic term pregnancies. Obstet Gynecol 105 (2005): 537 – 542

128 *Rosenberg TJ, Garbers S, Lipkind H, Chiasson MA*: Maternal obesity and diabetes as risk factors for adverse pregnancy outcomes: differences among 4 racial/ethnic groups. Am J Public Health 95 (2005): 1545 – 1551

129 *Saftlas A, Wang W, Risch H, Woolson R, Hsu C, Bracken M:* Prepregnancy body mass index and gestational weight gain as risk factors for preeclampsia and transient hypertension. Ann Epidemiol 10 (2000): 475

130 *Schäfer-Graf UM; Arbeitsgemeinschaft Diabetes und Schwangerschaft der Deutschen Diabetes-Gesellschaft (DDG), Arbeitsgemeinschaft für Materno-Fetale Medizin (AGMFM) der DGGG, Deutsche Gesellschaft für Perinatale Medizin*: Empfehlung zu Diagnostik und Therapie des Gestationsdiabetes (GDM). Geburtsh Frauenheilk 64 (2004): 125 – 133

131 *Schäfer-Graf UM, Pawliczak J, Passow D, Hartmann R, Rossi R, Bührer C, Harder T, Plagemann A, Vetter K, Kordonouri O*: Birth weight and parental BMI predict overweight in children from mothers with gestational diabetes. Diabetes Care 28 (2005): 1745 – 1750

132 *Schäfer-Graf UM, Xiang A, Buchanan TA, Berkowitz K, Kjos SL, Vetter K*: Risikofaktoren für einen postpartal persistierenden Diabetes nach Schwangerschaften mit Gestationsdiabetes. Geburtsh Frauenheilk 58 (1998): 640 – 646

133 *Sebire NJ, Jolly M, Harris J, Regan L, Robinson S*: Is maternal underweight really a risk factor for adverse pregnancy outcome? A population-based study in London. Br J Obstet Gynaecol 108 (2001a): 61 – 66

134 *Sebire NJ, Jolly M, Harris JP, Wadsworth J, Joffe M, Beard RW, Regan L, Robinson S*: Maternal obesity and pregnancy outcome: a study of 287,213 pregnancies in London. Int J Obes Relat Metab Disord 25 (2001b): 1175 – 1182

135 *Shaw GM, Todoroff K, Schaffer DM, Selvin S*: Maternal hight and prepregnancy body mass index as risk factors for selected congenital anomalies. Paediatr Perinat Epidemiol 14 (2000): 234 – 239

136 *Shaw GM, Velie EM, Schaffer D*: Risk of neural tube defect-affected pregnancies among obese women. JAMA 275 (1996): 1093 – 1096

137 *Sheiner E, Levy A, Menes TS, Silverberg D, Katz M, Mazor M*: Maternal obesity as an independent risk factor for caesarean delivery. Paediatr Perinat Epidemiol 18 (2004): 196 – 201

138 *Sibai BM, el-Nazer A, Gonzalez-Ruiz A*: Severe preeclampsia-eclampsia in young primigravid women: subsequent pregnancy outcome and remote prognosis. Am J Obstet Gynecol 155 (1986): 1011 – 1016

139 *Smith GC, Shah I, Pell JP, Crossley JA, Dobbie R*: Maternal obesity in early pregnancy and risk of spontaneous and elective preterm deliveries: a retrospective cohort study. Am J Public Health 97 (2007): 157 – 162

140 *Steinhard J und Klockenbusch W*: Schwangerschaftsinduzierte Hypertonie und Präeklampsie: Risikofaktoren und Vorhersagemöglichkeiten. Gynäkologe 32 (1999): 753 – 760

141 *Stepan H, Scheithauer S, Dornhöfer N, Krämer T, Faber R*: Obesity as an obstetric risk factor: does it matter in a perinatal center? Obesity (Silver Spring) 14 (2006): 770 – 773

142 *Stephansson O, Dickman PW, Johansson A, Cnattingius S*: Maternal weight, pregnancy weight gain, and the risk of antepartum stillbirth. Am J Obstet Gynecol 184 (2001): 463 – 469

143 *Stunkard AJ und Sørensen TI*: Obesity and socioeconomic status – a complex relation. N Engl J Med 329 (1993): 1036 – 1037

144 *Sukalich S, Mingione MJ, Glantz JC*: Obstetric outcomes in overweight and obese adolescents. Am J Obstet Gynecol 195 (2006): 851 – 855

145 *Sun SS, Liang R, Huang TT, Daniels SR, Arslanian S, Liu K, Grave GD, Siervogel RM:* Childhood obesity predicts adult metabolic syndrome: the Fels Longitudinal Study. J Pediatr 152 (2008): 191 – 200

146 *Surkan PJ, Hsieh CC, Johansson AL, Dickman PW, Cnattingius S*: Reasons for increasing trends in large for gestational age births. Obstet Gynecol 104 (2004): 720 – 726

147 *Sydsjö A, Claesson IM, Ekholm Selling K, Josefsson A, Brynhildsen J, Sydsjö G*: Influence of obesity on the use of sickness absence and social benefits among pregnant working women. Public Health 121 (2007): 656 – 662

148 *Sylwan L: Smoke-free pregnancy and early childhood – a nationwide intervention programme in Sweden (Part I).* In: *Lang P, Greiser E* (eds): European Symposium on Smoking and Pregnancy – Taking the Chance for Action. Proceedings. Bremen Institute for Prevention Research and Social Medicine (BIPS). Bremen, May 25, – 27, 1998. Universität Bremen, BIPS, 1999: 103 – 108

149 *Thorsdottir I, Torfadottir JE, Birgisdottir BE, Geirsson RT*: Weight gain in women of normal weight before pregnancy: complications in pregnancy or delivery and birth outcome. Obstet Gynecol 99 (2002): 799 – 806

150 *Toschke AM, Koletzko B, Slikker W, Hermann M, von Kries R*: Childhood obesity is associated with maternal smoking in pregnancy. Eur J Pediatr 161 (2002): 445 – 448

151 *Toschke AM, Montgomery SM, Pfeiffer U, von Kries R*: Early intrauterine exposure to tobacco-inhaled products and obesity. Am J Epidemiol 158 (2003): 1068 – 1074

152 *Usha Kiran TS, Hemmadi S, Bethel J, Evans J*: Outcome of pregnancy in a woman with an increased body mass index. Br J Obstet Gynaecol 112 (2005): 768 – 772

153 *Vambergue A und Fontaine P*: (Gestational diabetes: long-term maternal consequences). Diabetes Metab 23, Suppl 4 (1997): 10 – 15

154 *Villamor E und Cnattingius S*: Interpregnancy weight change and risk of adverse pregnancy outcomes: a population-based study. Lancet 368 (2006): 1164 – 1170

155 *Voigt M, Briese V, Fusch C, Kunze M, Carstensen M, Hesse V*: Analyse eines Schwangerenkollektivs der Bundesrepublik Deutschland. 15. Mitteilung: Zusammenhänge zwischen Übergewicht bzw. Adipositas und schwangerschaftsinduzierten mütterlichen Erkrankungen. Geburtsh Frauenheilk 68 (2008): 152 – 158

156 *Voigt M, Hesse V, Wermke K, Friese K*: Rauchen in der Schwangerschaft. Risikofaktor für das Wachstum des Feten. Kinderärztl Praxis 72, Sonderheft „Wachstumsstörungen" (2001): 26 – 29

157 *Voigt M, Schneider KTM, Fusch C, Hesse V, Röhl S, Helmers C, Schücking B*: 7. Mitteilung: Normwerte der Gewichtszunahme in der Schwangerschaft (Analyse des Schwangerenkollektivs der Jahre 1995 bis 1997 der Bundesrepublik Deutschland). Geburtsh Frauenheilk 64 (2004): 53 – 58

158 *Voigt M, Straube S, Olbertz D, Häuser B, Schneider KTM*: Beziehungen zwischen Körpergewicht, Körperhöhe, Body-Mass-Index und der Gewichtszunahme von Frauen in der Schwangerschaft. Z Geburtsh Neonatol 211 (2007): 147 – 152

159 *von Kries R, Toschke AM, Koletzko B, Slikker W Jr*: Maternal smoking during pregnancy and childhood obesity. Am J Epidemiol 156 (2002): 954 – 961

160 *Wabitsch M und Kunze D*: Leitlinien der Arbeitsgemeinschaft Adipositas im Kindes- und Jugendalter. 2001/2006

161 *Waller DK, Mills JL, Simpson JL, Cunningham GC, Conley MR, Lassman MR, Rhoads GG:* Are obese women at higher risk for producing malformed offspring? Am J Obstet Gynecol 170 (1994): 541 bis 548

162 *Waller DK, Shaw GM, Rasmussen SA, Hobbs CA, Canfield MA, Siega-Riz AM, Gallaway MS, Correa A; National Birth Defects Prevention Study*: Prepregnancy obesity as a risk factor for structural birth defects. Arch Pediatr Adolesc Med 161 (2007): 745 – 750

163 *Wang X, Liang L, Junfen FU, Lizhong DU*: Metabolic syndrome in obese children born large for gestational age. Indian J Pediatr 74 (2007): 561 – 565

164 *Wang Y, Monteiro C, Popkin BM*: Trends of obesity and underweight in older children and adolescents in the United States, Brazil, China, and Russia. Am J Clin Nutr 75 (2002): 971 – 977

165 *Wannamethee SG, Shaper AG, Perry IJ; British Regional Heart Study*: Smoking as a modifiable risk factor for type 2 diabetes in middle-aged men. Diabetes Care 24 (2001): 1590 – 1595

166 *Watkins ML und Botto LD*: Maternal prepregnancy weight and congenital heart defects in offspring. Epidemiology 12 (2001): 439 – 446

167 *Watkins ML, Scanlon KS, Mulinare J, Khoury MJ*: Is maternal obesity a risk factor for anencephaly and spina bifida? Epidemiology 7 (1996): 507 – 512

168 *Weiss JL, Malone FD, Emig D, Ball RH, Nyberg DA, Comstock CH, Saade G, Eddleman K, Carter SM, Craigo SD, Carr SR, D'Alton ME; FASTER Research Consortium*: Obesity, obstetric complications and cesarean delivery rate – a population-based screening study. Am J Obstet Gynecol 190 (2004): 1091 bis 1097

169 *Weiss PAM, Walcher W, Scholz HS*: Der vernachlässigte Gestationsdiabetes: Risiken und Folgen. Geburtsh Frauenheilk 59 (1999): 535 – 544

170 *Weitzman M, Cook S, Auinger P, Florin TA, Daniels S, Nguyen M, Winickoff JP*: Tobacco smoke exposure is associated with the metabolic syndrome in adolescents. Circulation 112 (2005): 862 – 869

171 *Werler MM, Louik C, Shapiro S, Mitchell AA*: Prepregnant weight in relation to risk of neural tube defects. JAMA 275 (1996): 1089 – 1092

172 *Whitaker RC und Dietz WH*: Role of the prenatal environment in the development of obesity. J Pediatr 132 (1998): 768 – 776

173 *World Health Organization*: Obesity: preventing and managing the global epidemic. Report of a WHO consultation. World Health Organ Tech Rep Ser 894 (2000): i-xii, 1 – 253

174 *Wulf K*: Frühgeburt und Grenzen. Dtsch Ärztebl 94 (1997): A-2061 – 2063

175 *Xiong X, Wang FL, Davidge ST, Demianczuk NN, Mayes DC, Olson DM, Saunders LD*: Maternal smoking and preeclampsia. J Reprod Med 45 (2000): 727 – 732

176 *Yeh J und Shelton JA*: Increasing prepregnancy body mass index: analysis of trends and contributing variables. Am J Obstet Gynecol 193 (2005): 1994 – 1998

177 *Yogev Y, Xenakis EM, Langer O*: The association between preeclampsia and the severity of gestational diabetes: the impact of glycemic control. Am J Obstet Gynecol 191 (2004): 1655 – 1660

178 *Yu CK, Teoh TG, Robinson S*: Obesity in pregnancy. Br J Obstet Gynaecol 113 (2006): 1117 – 1125

179 *Zhang J, Klebanoff MA, Levine RJ, Puri M, Moyer P*: The puzzling assocation between smoking and hypertension during pregnancy. Am J Obstet Gynecol 181 (1999): 1407 – 1413

Projekt: Epidemiologie und Schwangerschaft
Ergebnisse der Deutschen Perinatalerhebung

Vorliegende Monographie aktualisiert die Thematik „Adipositas und Schwangerschaft" – bezogen auf Deutschland.

Epidemiologische Forschungsergebnisse erläutern den „Ist – Zustand" von Erkrankungen und bilden die Grundlage für gesundheitspolitische und medizinische Handlungsweisen.

Die Datenerfassung bildet die Grundlage epidemiologischer Forschung.

Die Monographie versteht sich auch als Beitrag zur Initiation entsprechender wissenschaftlicher Arbeiten sowie deren Anerkennung durch wissenschaftliche Gremien.